INJECTIONS
PULMONAIRES
INTRAPARENCHYMATEUSES

RECHERCHES EXPÉRIMENTALES

SUR

LES INJECTIONS DE BICHLORURE D'HYDRARGYRE

PAR

PROSPER GARY

DOCTEUR EN MÉDECINE

ÉLÈVE DU SERVICE DE SANTÉ MILITAIRE

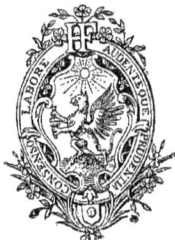

MONTPELLIER
IMPRIMERIE CENTRALE DU MIDI
(Hamelin Frères)
—
1887

INJECTIONS
PULMONAIRES
INTRAPARENCHYMATEUSES

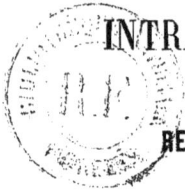

RECHERCHES EXPÉRIMENTALES

SUR

LES INJECTIONS DE BICHLORURE D'HYDRARGYRE

PAR

PROSPER GARY

DOCTEUR EN MÉDECINE

ÉLÈVE DU SERVICE DE SANTÉ MILITAIRE

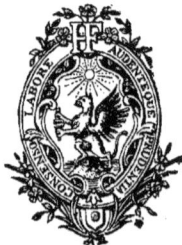

MONTPELLIER
IMPRIMERIE CENTRALE DU MIDI
(Hamelin Frères)

1887

A MON PÈRE

A MA MÈRE

A MES SŒURS

P. GARY.

A MES PARENTS

A LA FAMILLE LAPEYRIE

A MES AMIS

P. GARY.

A MONSIEUR LE PROFESSEUR KIENER

Médecin principal
Médecin-chef des salles militaires de l'Hôpital Suburbain
Chevalier de la Légion d'honneur, Officier d'Académie.

A MON PRÉSIDENT DE THESE

MONSIEUR LE PROFESSEUR GRASSET

A M. LE PROFESSEUR AGRÉGÉ MOSSÉ

Chevalier de la Légion d'honneur.

P. GARY.

1

A MES MAITRES

P. GARY.

INTRODUCTION

————

« La phthisie est une maladie qu'on ne guérit pas, on la panse. »
Ces mots de Fonssagrives prouvent combien les médecins, il y a vingt
ans, se sentaient désarmés en face de cette terrible maladie.

Aujourd'hui encore, malgré les recherches des hommes les plus
éminents, on ne possède pas le véritable secret d'arrêter dans sa marche ce redoutable infiniment petit qu'on a appelé le *bacille tuberculeux*. Cependant de très–réels progrès ont été faits dans cette voie.
Les praticiens d'aujourd'hui en ont appelé de l'arrêt fatal invariable-
ment porté sur les phthisiques par les praticiens d'hier ; et, à l'heure
actuelle, la curabilité de la phthisie ne fait pas de doute pour la grande
majorité des médecins.

On espère plus encore grâce aux idées nouvelles, et la découverte
de Koch, en montrant à la thérapeutique la nouvelle voie à suivre,
semble promettre la réalisation de cette espérance, si vague soit–elle,
de trouver enfin le spécifique de la tuberculose. L'idée de cet avenir
si brillant de promesses arrachait à Dujardin-Baumetz ces mots, qui
terminent une de ses éloquentes leçons : « Heureux les jeunes, ils ver-
ront de belles choses ! »

Toutefois, l'antiseptie médicale n'a pas encore réalisé ses promesses, et cela, malgré les formes diverses sous lesquelles on l'a succes-

vement appliquée. Les inhalations, les fumigations médicamenteuses, ont été tour à tour prônées et délaissées, donnant des résultats encourageants aux uns, défavorables aux autres.

Enfin une troisième méthode, qui tout d'abord semblait autoriser les espérances les plus légitimes, puisqu'elle allait fouiller jusqu'à la source même du mal et y apporter le remède, n'a pas jusqu'à ce jour donné de meilleurs résultats : nous avons nommé les injections pulmonaires intraparenchymateuses, qui, primitivement dirigées contre la tuberculose, ont été employées, ces dernières années, dans le traitement de la pneumonie. Leur étude fera le sujet de notre thèse inaugurale.

Il nous a paru, en effet, intéressant de rassembler tout ce qui a été publié jusqu'ici sur ce sujet délicat, de voir et de comparer les succès des uns, les échecs des autres, et de tâcher d'en retirer quelques renseignements utiles sur la valeur curative de ce mode de traitement. Cette question a fait, dans le cours de thérapeutique de cette année, l'objet d'une intéressante leçon de M. le professeur agrégé Mossé, qui, d'après les données de la pathologie générale et sa critique expérimentale, a été amené à formuler des réserves sur l'efficacité de cette méthode.

A cette étude nous en avons ajouté une autre. En voyant, d'un côté, R. Lépine signaler l'action irritante qu'exerce sur le poumon sain le bichlorure de mercure en solution très-faible ; en voyant, d'un autre côté, Gouguenheim l'employer à doses beaucoup plus concentrées, et cela sans inconvénient pour ses malades, nous avons voulu contrôler par nous-même jusqu'à quel point ces injections de sublimé sont tolérées dans le poumon.

Dans ce but, nous avons eu recours à l'expérimentation ; et, afin de pouvoir légitimement en conclure ce qui doit se produire chez l'homme, nous avons essayé d'établir une véritable échelle de comparaison, en commençant par le cobaye, pour continuer par le lapin et finir par le chien. Nos conclusions ont été plus favorables que nous ne le pensions au début.

Nous aurions voulu étudier en même temps le retentissement que le sublimé ainsi administré pouvait avoir dans l'organisme tout entier, et tâcher d'en fixer le degré de tolérance chez les animaux. Mais le manque de temps et la difficulté de mener à bien une expérimentation trop considérable nous en ont empêché. Cependant nous rapporterons les quelques expériences que M. le professeur agrégé Mossé a faites dans ce sens, et qu'il a bien voulu nous communiquer.

Dans un premier chapitre, nous donnons, aussi complet qu'il nous a été possible de le faire, l'historique des divers travaux publiés sur les injections intrapulmonaires.

L'étude analytique des observations expérimentales et cliniques des auteurs et des résultats qu'ils ont obtenus nous a guidé dans les considérations générales que nous donnons sur le manuel opératoire, sur les accidents, les avantages et les indications possibles de ces injections. Nous exposons ces considérations dans un troisième chapitre, que nous avons intitulé : *Considérations cliniques ;* car nous avons cru devoir signaler, avant, les résultats de notre expérimentation, ce qui fera l'objet du second chapitre.

Cette étude comprendra donc trois parties :

1re partie : Historique ;
2e partie : Recherches expérimentales ;
3e partie : Considérations cliniques.

Au début de cette étude, nous ne nous sommes pas fait illusion sur les nombreuses difficultés que nous aurions à surmonter. Mais, loin de nous décourager, nous nous sommes mis au travail avec ardeur, comptant sur la bienveillance de nos Maîtres. Cette bienveillance ne nous a pas fait défaut. Aussi sommes-nous heureux d'offrir à M. le professeur Kiener, notre premier maître dans la médecine militaire, l'hommage de notre profonde reconnaissance pour l'intérêt qu'il nous a toujours porté durant nos études, et pour les précieuses indications qu'il nous a fournies au sujet des préparations microscopiques que nous avons dû faire au cours de ce travail.

M. le professeur agrégé Mossé a droit à plusieurs titres à nos remerciements. Nous ne saurions oublier que c'est sur ses conseils que nous avons choisi ce sujet d'étude. Il a bien voulu nous donner les premières indications bibliographiques, nous communiquer les expériences qu'il avait faites sur les injections intrapulmonaires de bichlorure de mercure, et mettre à notre disposition les ressources du laboratoire de thérapeutique. Qu'il reçoive ici l'expression de notre gratitude.

M. le professeur Grasset nous fait l'honneur de présider à la soutenance de notre thèse inaugurale. Nous l'en remercions sincèrement.

Nos plus vifs remerciements à notre excellent ami le Dr Plancard, qui a bien voulu nous prêter son précieux concours dans nos recherches bibliographiques et dans la bonne conduite de nos expériences.

INJECTIONS PULMONAIRES
INTRAPARENCHYMATEUSES

RECHERCHES EXPÉRIMENTALES

SUR LES INJECTIONS DE BICHLORURE D'HYDRARGYRE

PREMIÈRE PARTIE

INJECTIONS PULMONAIRES

INTRAPARENCHYMATEUSES

HISTORIQUE

Les premières publications qui ont été faites sur les injections pulmonaires intraparenchymateuses ont paru en Allemagne, en 1873; elles sont dues à deux professeurs éminents, W. Koch et Mosler.

Dans deux cas de phthisie avec cavernes superficielles, Mosler injecta dans ces cavités des solutions étendues de permanganate de potasse. Le premier de ses malades ne présenta pas de réaction fébrile, et son état général parut s'améliorer; il n'en succomba pas moins aux progrès de sa lésion. Il en fut de même pour le second. C'était un homme de quarante-neuf ans, qui depuis longtemps présentait une excavation au sommet du poumon droit. Une fistule fut tout d'abord établie dans le deuxième espace intercostal; puis un tube à drainage en argent fut introduit dans la caverne. Cette opération amena une abondante évacuation de pus, qui procura au malade une amélioration passagère. De fréquents lavages détersifs furent pratiqués; mais ils ne purent enrayer la marche de la maladie, qui emporta le patient quatre mois après. L'autopsie permit de constater l'existence d'une vaste excavation occupant le lobe supérieur du poumon droit presque en entier; elle renfermait du pus en assez petite quantité, et la membrane interne qui la limitait présentait en certains points quelques granulations.

Mosler essaya ce mode de traitement dans plusieurs autres cas, mais toujours avec le même insuccès. « Les cavernes guérissaient, mais les patients mouraient », disait-il à ce propos au deuxième congrès de médecine interne de 1883(1).

W. Koch semble s'être adressé plutôt à l'expérimentation qu'à la clinique; et Truc (2), dans sa thèse de doctorat, à laquelle j'ai emprunté plusieurs indications bibliographiques, rapporte qu'il a injecté dans les poumons de plusieurs animaux diverses substances, telles que de l'iodate de soude, de l'iode pur, et qu'il a pu, sans dommage apparent, transformer en tissu cicatriciel des portions parenchymateuses étendues.

Ces premières tentatives d'injections intrapulmonaires paraissent avoir eu peu d'écho en Allemagne, et, pendant plusieurs années, aucune communication nouvelle n'est faite à ce sujet. Ce n'est qu'en 1882 que Fraenkel (3) publie le résultat de ses nombreuses expériences et de ses observations cliniques.

L'auteur a injecté chez des lapins des substances diverses: acétate d'alumine, 2 à 5 %; acide borique, 4 %; acide phénique, 1 à 5 %; iodoforme en solution dans l'huile d'olive, 5 %. Il s'est servi de la serin-

(1) *Die Cavernen heillen, aber Patienten starben.*
(2) Thèse de Lyon, 1885.
(3) *Deutsche med. Wochensch.*, 1882. — *Revue des sc. méd.*, t. XX.

gue de Pravaz, répétant l'opération tous les jours, et jusqu'à six fois par jour. La ponction était pratiquée entre l'omoplate et la colonne vertébrale. Il n'a eu que peu d'accidents : deux seulement de ces animaux sont morts pendant l'injection ; les autres n'ont présenté aucun phénomène particulier, et Fraenkel a pu, en les sacrifiant au bout d'un temps variable, étudier les diverses lésions résultant de cette opération. Les plus constantes ont été de petites hémorrhagies dans le parenchyme pulmonaire, se présentant le plus souvent, et surtout après les injections de solution phéniquée, sous forme de noyaux gros comme des lentilles, plus ou moins foncés en couleur, vides d'air et résistant à l'insufflation. Toutefois la réaction était peu marquée, et les produits contenus dans ces noyaux ont paru avoir une tendance naturelle à la résorption ou à la formation d'un tissu de cicatrice.

Encouragé par les résultats qu'il avait obtenus dans son expérimentation, Fraenkel essaya ces injections chez l'homme. Dans un cas de bronchite putride, à crachats horriblement fétides, il injecta, à cinq reprises différentes et à intervalles plus ou moins éloignés, 3 grammes d'une solution d'acide phénique à 5 %. Il n'obtint aucune amélioration ; mais il n'eut pas d'accident, ce qui lui permit de conclure que ces injections étaient aussi bien supportées par le poumon de l'homme que par celui des animaux.

Dans cet exposé des faits allemands, nous voyons jusqu'à présent l'expérimentation primer de beaucoup la clinique, et c'est à peine si cette dernière fournit quelques rares observations, dont les conclusions, peu encourageantes, semblent justifier la prudente réserve des cliniciens à l'égard de ce mode de traitement. Parmi eux, Sokolowski (1) est celui qui l'a expérimenté le plus grand nombre de fois, et, dans une communication faite en 1882, il expose ses premières tentatives.

« Le 20 novembre 1880, il admet dans son service une phthisique

(1) *Deutsche med. Woch.*, 1882. Traduit par Galliard dans la *Rev. des sc. méd.*, tome XXI.

chez qui les premiers accidents de la tuberculose se sont manifestés il y a environ six mois ; elle a eu d'abord de la fièvre, de la dyspnée, puis seulement de la toux. Au bout de trois mois, une hémoptysie et de la fièvre. On trouve sous la clavicule droite les signes de cavernes : matité et gargouillement. Dans les parties inférieures du poumon droit, il n'existe que de l'expiration prolongée ; à gauche, quelques râles secs. Les lésions semblent donc à peu près limitées au sommet droit. L'expectoration n'est pas très-abondante ; crachats verdâtres, inodores. Les voies digestives sont en bon état ; mais il y a des sueurs nocturnes, et l'amaigrissement est déjà très-prononcé.

» Pendant les dix-sept premiers jours, l'auteur se contente du traitement général : régime lacté, teinture d'iode en badigeonnages, térébenthine, 1 milligramme d'atropine. Déjà l'appétit augmente, les sueurs diminuent, l'expectoration se ralentit, sans que les signes physiques soient modifiés.

» 6 décembre. — L'auteur se décide à injecter dans la caverne le contenu d'une seringue de Pravaz, chargée d'une solution phéniquée à 1 %. L'aiguille est enfoncée dans le deuxième espace, à cinq centimètres du sternum. A la suite de cette opération, se déclarent de la dyspnée, de la cyanose et une toux sèche ; puis la respiration se régularise.

» Pouls, 84. Temp. : 38°5 à une heure. Le soir, temp. : 37°.

» Le lendemain, pas de fièvre. Toux fréquente.

» 8. — Seconde injection faite à onze heures. A une heure, temp. : 39°5 ; à sept heures du soir, temp. : 37°.

» Les cinq jours qui suivent sont marqués par l'augmentation des râles humides et la fréquence de la toux ; mais la fièvre manque.

» 15 et 19. — Nouvelles injections, suivies de fièvre modérée.

» 28. — On n'emploie pas l'acide phénique, mais la teinture d'iode à 5 %. De même le 1er janvier.

» Le thermomètre ne marque pas plus de 38°5 après l'opération ; mais, les jours suivants, la toux redouble avec une abondante expectoration ; les sueurs nocturnes se reproduisent ; de sorte que la malade, se croyant affaiblie par le nouveau mode de traitement, en demande l'interruption.

» La caverne paraît s'agrandir pendant les semaines qui suivent. Au mois de mars, la fièvre hectique a disparu, la toux est modérée, les lésions semblent subir un arrêt momentané, et la patiente quitte l'hôpital. »

Plusieurs autres expériences succédèrent à cette première et permirent à l'auteur de constater que ce traitement, s'il ne provoque aucun accident, n'exerce qu'une médiocre influence sur le processus local et sur l'état général des sujets.

Otto Seifert (1) a obtenu des résultats semblables dans les cinq ou six tentatives qu'il a faites avec l'acide phénique à 3 %.

Ce sont là, en résumé, les observations qu'il m'a été possible de recueillir dans les publications allemandes. Leur statistique est vraiment peu faite pour inspirer une légitime confiance en faveur des injections intraparenchymateuses. A la vérité, à cette statistique peu encourageante je dois en opposer une autre, qui est plus favorable : celle des auteurs américains. La clinique y occupe une place tout à fait prépondérante, et les faits nombreux qu'elle apporte permettront de porter un jugement plus juste dans cette question délicate.

Pendant que W. Koch et Mosler expérimentaient en Allemagne, un éminent professeur de l'Université de Pensylvanie, Pepper, faisait de nombreux essais en Amérique ; et en 1874, un an après les auteurs allemands, il publiait une étude remarquable sur les injections intrapulmonaires.

Il m'a été donné de lire le résumé de cette étude dans une communication faite au *British medical Association,* au mois d'octobre 1885, par Shingleton Smith, où ce dernier expose le résultat de ses expériences personnelles :

« Le docteur Pepper se servait d'une fine aiguille d'acier de trois pouces de long, adaptée à une seringue d'une capacité de XXV mi-

(1) *Berlin Kl. Woch.*, 1883, p. 106.

nimes (gouttes). Il employait une solution d'iode, d'abord à 1/15, puis à 1/5. La quantité variait de IV à XXV gouttes, et les injections étaient faites une par semaine. »

Pepper a fait, en suivant cette méthode, 291 injections dans 17 cas distincts, et en a obtenu des résultats satisfaisants. Ses conclusions sont les suivantes : « Dans une lésion étendue à une large portion de poumon, les injections intrapulmonaires ne peuvent donner de bons résultats; mais, lorsque la lésion est limitée à un sommet et n'a aucune tendance à disparaître sous l'influence du traitement habituel, mais plutôt à s'étendre, les injections intrapulmonaires doivent être faites avec soin. »

De même que W. Koch et Mosler en Allemagne, le docteur Pepper a eu très-peu d'imitateurs en Amérique; et ce n'est que plusieurs années plus tard qu'une nouvelle communication sur ce sujet est faite, le 10 janvier 1875, dans le *New-York medical Record*, par Robinson Beverley.

Beverley a traité par ce moyen 18 malades, chez lesquels il a fait vingt-neuf injections. De même que Pepper, il dit que ces injections intrapulmonaires, faites avec soin, ne sont pas dangereuses et peuvent donner de bons résultats. Dans beaucoup de cas, il a constaté une sensible amélioration de la toux, de la dyspnée, de la quantité et du caractère de l'expectoration. Toutefois, il a remarqué qu'il existait des cas dans lesquels on n'obtenait aucun soulagement. Il cite, en outre, quelques accidents que peuvent occasionner ces injections, tels que : petites hémoptysies, syncope (cet accident lui est arrivé une fois), douleur localisée, pleurésie limitée, emphysème sous-cutané, élévation de la température. Mais tous ces phénomènes sont passagers et ne durent que quelques heures, rarement plusieurs jours.

Les conclusions de ces deux auteurs, favorables à cette méthode de traitement, encouragèrent quelques praticiens à répéter leurs essais, et, au mois de juin 1885, Wendell C. Phillips (1) en publiait deux cas nouveaux.

(1) *New-York med. Journ.* Traduction de Cartaz dans *Rev. sc. méd.*, t. XXVII.

« Dans le premier, la malade, âgée de cinquante ans, était mourante ; pouls faible, extrémités froides. Comme lésion principale, on trouvait une large caverne au sommet droit.

» P... fit une injection de X gouttes de teinture de Lugol, en enfonçant l'aiguille d'un pouce et demi dans le troisième espace intercostal. Au bout de dix minutes, la respiration était plus aisée. La malade put rester étendue et respirer sans trop de gêne jusqu'au moment de la mort, qui arriva deux jours plus tard.

» Dans l'autre observation, la malade, de cinquante ans, avait également une grosse caverne au sommet droit. Le 22 janvier, on fait une injection intrapulmonaire de teinture de Lugol. La respiration devint plus aisée. L'expectoration diminua. Quatre autres injections, en huit jours, amenèrent un amendement très-notable des symptômes, et la malade put reprendre ses occupations. »

L'année suivante, J. Blake White (1) donne communication du cas d'un tuberculeux chez lequel il a injecté une solution d'iode phéniquée.

« C'était un homme de quarante-six ans, arrivé au dernier degré de phthisie. Large caverne au sommet gauche. Expectoration considérable. Sueurs profuses, etc.

» 19 juillet. — Injection de X gouttes de teinture d'iode phéniquée dans la caverne, à travers le premier espace intercostal. Réaction nulle. Bien-être manifeste les jours suivants.

» 27. — Nouvelle injection.

» 30 août. — Troisième injection de XXV gouttes.

» La malade mourut le 19 octobre.

» AUTOPSIE. — Les parties supérieures du poumon où avaient été faites les injections présentaient un état de désorganisation moins prononcé qu'à la base. La caverne contenait du pus en très-petite quantité. »

(1) *New-York Acad. of med.*, 2 décembre 1886. Trad. par Cartaz dans *Rev. sc. méd.*, t. LXXXVII.

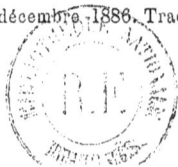

Blake White a expérimenté une seconde fois cette même solution d'iode phéniquée chez un tuberculeux dont l'observation est publiée dans la *Semaine médicale* du 2 février 1887.

« Le malade était atteint de phthisie au dernier degré, avec émaciation, perte de forces, toux irritante suivie d'expectoration, sueurs nocturnes. En juillet dernier, l'auteur injecta X gouttes d'une solution d'iode phéniquée, mêlée à du sulfate de morphine et d'atropine, dans le premier espace intercostal gauche, point où existaient les signes physiques d'une cavité pulmonaire. Une semaine plus tard, une seconde injection fut pratiquée, et la troisième et dernière, de XXV gouttes, quelques jours après. On constata une amélioration de tous les symptômes, sans aucune réaction ; l'expectoration et la toux diminuèrent, les sueurs nocturnes disparurent, l'appétit revint et la suppuration de la cavité diminua. »

Malheureusement, à ce moment-là, le traitement fut discontinué, Blake White étant arrivé au terme de son service. L'amélioration ne persista pas, et le malade mourut six semaines après la dernière injection. L'autopsie démontra que la caverne avait commencé à se cicatriser.

Tel est, aussi complet qu'il m'a été possible de le faire, l'historique des faits publiés en Amérique concernant les injections intrapulmonaires ; ils y sont relativement nombreux. Ils n'en est pas de même en Angleterre, où Shingleton Smith (1) paraît être le seul auteur qui ait eu recours à ce mode de traitement.

Il résulte des faits qu'il rapporte, et qui sont au nombre de six, que les injections, tout en restant inoffensives, se sont montrées peu efficaces. Il n'a jamais eu d'accident à observer, ni fièvre, ni hémoptysie ; le seul inconvénient qu'il ait constaté était parfois des quintes de toux, qui, d'une façon générale, cessaient rapidement. Il a vu ordinairement diminuer l'expectoration et disparaître d'une façon presque complète la fétidité des crachats.

---

(1) *Brit. med. Journ.*, octobre 1885, p. 817.

Il s'est servi de l'iodoforme, à cause de sa haute valeur antiseptique et de ses qualités non irritantes, quand il est employé en injection sous-cutanée; il l'a employé en solution huileuse ou éthérée. Sur un de ses malades, chez lequel il avait déjà vainement essayé les inhalations antiseptiques, il fit dix-sept injections intrapulmonaires : les quatre premières en solution huileuse, les treize autres en solution éthérée. Le malade toussait pendant l'injection ; mais cette toux se calmait rapidement après. Le seul bénéfice qu'il retira de ce traitement fut une notable amélioration de la fétidité de l'haleine. Il n'en succomba pas moins au progrès de la maladie, et son autopsie, minutieusement faite, ne permit de constater aucune eschare, aucun foyer pneumonique, ni de retrouver aucune trace d'iodoforme dans le parenchyme pulmonaire.

Les résultats ne furent pas plus brillants dans les cinq autres cas ; et, si l'iodoforme se montra inoffensif, il fut aussi très-peu efficace.

Il paraîtrait que ce mode de traitement a été également appliqué à Vienne, dans le service du professeur Nothnagel, et en Italie, par Marigliano, qui aurait fait des injections au nitrate d'argent. Malgré nos recherches, nous n'avons pu nous procurer les faits publiés par ces expérimentateurs et connaître leurs conclusions.

Il ressort de cet exposé que les injections intrapulmonaires n'ont pas jusqu'à présent donné de brillants résultats. Aussi les voyons-nous n'avoir qu'un bien faible écho partout où on les a essayées. Ce n'est que dans ces trois dernières années que quelques auteurs français se décident à leur tour à faire quelques tentatives. L'École de Lyon, la première, marche dans cette voie, où, jusqu'à maintenant, bien peu d'imitateurs l'ont suivie.

La première publication à ce sujet est faite le 3 mai 1885, par Truc (1), interne des hôpitaux de Lyon.

L'auteur y expose le résultat de ses expériences et de celles de son maître, R. Lépine. La solution employée était de l'alcool à 90°, tenant

(1) *Lyon médical.*

en dissolution une proportion variable de créosote, 2 à 4 %. Leur expérimentation est une confirmation des faits que Fraenkel avait déjà signalés. Au point de pénétration de l'injection, ils ont trouvé un noyau d'apparence congestive, caractérisé par une rougeur sombre, l'atélectasie et l'augmentation de densité. Le microscope leur a montré en ce point une accumulation de cellules embryonnaires, des globules sanguins dans les alvéoles pulmonaires ou le tissu interstitiel, un gonflement de l'endothélium et parfois une légère exsudation fibrineuse.

En même temps que la créosote, plusieurs autres substances ont été expérimentées : l'alcool seul, des solutions saturées d'acide borique et d'alun, et enfin une solution de sublimé à 1/2000. Cette dernière seule a produit des phénomènes relativement considérables. « Au demi-millième, dit Truc dans sa thèse, le sublimé donne lieu à des altérations anatomiques qui rappellent macroscopiquement celles d'une congestion inflammatoire œdémateuse, mais qui, au microscope, semblent appartenir à la pneumonie fibrineuse : on trouve, en effet, dans les alvéoles, bon nombre de globules blancs au sein d'un réseau fibrineux d'apparence identique à celui de la pneumonie franche. »

A côté de cette expérimentation, Truc rapporte ses observations cliniques. Elles ne signalent aucun fait nouveau, et montrent que, si le traitement ne provoque pas d'accident, il est malheureusement aussi bien peu efficace.

Vingt-cinq injections ont été pratiquées chez quinze malades. On a employé la créosote, à cause de son utilité reconnue dans la phthisie ; la solution était de 2 à 4 % dans l'alcool à 90°. La quantité injectée a varié de quelques gouttes à 20cc, et la plupart des malades n'ont reçu qu'une seule injection. Cependant, chez quelques-uns d'entre eux, le nombre en a été porté à trois et quatre, faites à des intervalles variant de quelques jours à plusieurs semaines.

Les résultats obtenus ont été très-peu encourageants, et Truc, en présence de l'inefficacité de ces tentatives, fait des réserves sur la valeur curative de ce traitement dans la tuberculose.

Deux mois plus tard, le même auteur se livrait à une étude plus complète de la question et y consacrait tout un chapitre de son excellente thèse de doctorat, à laquelle nous avons dû faire de fréquents emprunts. Il n'y apporte pas de faits cliniques nouveaux; mais, se basant sur ses expériences antérieures, il donne les conclusions suivantes : « 1° Les injections intraparenchymateuses, chez l'animal comme chez l'homme, sont bien supportées, à condition d'être faites avec précaution, avec des liquides peu irritants et à doses modérées; 2° les injections intraparenchymateuses, chez les tuberculeux, n'aggravent pas l'état local et n'arrêtent pas la marche des lésions pulmonaires. Elles ont procuré, dans certains cas, un léger amendement. »

Mais, si ce mode de traitement a échoué dans la tuberculose, contre laquelle il avait été jusqu'à présent uniquement dirigé, il semble avoir donné de meilleurs résultats dans une autre maladie.

La découverte de Friedlander et de Talamon, qui, en 1883, à quelques jours d'intervalle, démontrèrent l'existence d'un schizomycète propre à la pneumonie, rangeait celle-ci dans le cadre des maladies infectieuses et la rendait susceptible d'un traitement antiseptique. Ce dernier fait a été réalisé par R. Lépine, à qui appartient tout entière l'idée d'appliquer les injections intrapulmonaires au traitement de la pneumonie.

Dans une communication à l'Institut, du mois d'août 1885, l'éminent professeur de Lyon expose les résultats qu'il a obtenus en injectant une solution de sublimé à 1/40,000, au troisième ou quatrième jour de la maladie. Sans citer aucune de ses observations et sans en indiquer le nombre, il donne les conclusions suivantes. On constate : 1° au niveau des injections, la diminution immédiate des râles crépitants et du souffle, qui sont, en partie, remplacés par du silence respiratoire et quelques râles plus gros; 2° quelques jours plus tard, une exacerbation passagère de la température centrale; 3° le lendemain, un grand amendement de l'état général, et notamment une défervescence précoce; 4° ultérieurement, une résolution qui, à en juger par la persistance du souffle, surtout dans les parties hépatisées qui n'ont pas reçu d'injections, ne s'effectue qu'au bout de plusieurs jours, c'est-à-dire au moment où elle aurait eu lieu si la pneumonie avait été abandonnée à sa marche naturelle ou traitée par les moyens ordinaires.

Encouragé sans doute par ses premiers essais, R. Lépine poursuit ses études dans ce sens; mais craignant, pour le parenchyme pulmonaire, l'action irritante du sublimé, qu'il avait constatée sur des poumons sains d'animaux, il a recours à d'autres substances; et, au mois de décembre 1885, il publie, dans la *Revue de médecine,* l'observation d'un malade chez lequel il a obtenu une défervescence précoce à l'aide d'une injection d'iodure de sodium.

Afin que l'on puisse juger par ce fait dans quelles conditions opère R. Lépine, il nous a paru intéressant de la publier tout au long.

Observation

X..., âgé de soixante ans, cordonnier, a toussé tous les hivers, depuis une bronchite contractée à l'âge de seize ans; de vingt à quarante ans, plusieurs blennorrhagies, chacune ayant duré des mois ; à cinquante ans, chancre avec plaques muqueuses et syphilides. Depuis lors, névralgies faciales très-fréquentes ; il y a deux mois, névralgie sciatique. Deux sœurs sont mortes phthisiques. Lui-même est chétif, pâle, de constitution détériorée, amaigri, et paraît plus âgé qu'il n'est réellement.

11. — A sept heures du soir, cet homme, qui toussait, mais n'avait pas de bronchite aiguë, sortant de l'atelier, a été saisi par l'impression du froid. En arrivant chez lui, il eut un frisson qui dura toute la nuit.

Le lendemain matin, 12, il ne put se lever ; il éprouvait une céphalalgie intense; et, à neuf heures, il ressentit un violent point de côté sous le sein gauche, avec dyspnée. Inappétence absolue, fièvre.

13, matin. — A onze heures, le malade est admis à la Clinique et présentait l'état suivant :

Facies abattu, de teinte terreuse; dyspnée intense; le point de côté gêne beaucoup la respiration ; toux; expectoration de crachats adhérents au vase et gelée d'abricots; céphalalgie frontale; soif vive ; pouls, 130, petit. Temp. r.: 39°5. Légère submatité bien circonscrite à la base gauche ; au-dessus, son tympanique assez étendu ; à l'auscultation, quelques râles crépitants peu distincts à la base gauche. Aucun traitement actif.

13, soir. — L'état général était le même, sauf que le pouls était irrégulier et la température un peu plus élevée (39°8), les signes locaux mieux accentués que le matin ; la matité était plus nette, et la submatité remontait presque à l'angle inférieur de l'omoplate. A l'auscultation, bouffée de râles crépitants à la base, très-abondants à la fin de l'inspiration, et souffle bronchique aux deux temps ; vibrations thoraciques peu augmentées. L'urine présentait une grande quantité d'urates et une forte proportion d'albumine.

14, matin. — Même état qu'hier soir, sauf une légère augmentation de la température centrale (39°9) et des signes physiques constatés à la base gauche. Injection en trois points différents, au-dessous de l'angle inférieur de l'omoplate, de 8 à 10 c. c. d'une solution d'iodure de sodium à 1 pour 25; en tout 25 c. c. environ, renfermant 1 gr. d'iodure. Pas d'autre traitement.

14, soir. — Le malade se trouve mieux; le point de côté, notamment, le fait moins souffrir. Il y a un léger amendement général ; la température centrale a baissé d'un dixième de degré ; mais les signes de l'auscultation, très-atténués le matin à la suite de l'injection, ont reparu en grande partie.

15, matin. — Pas d'amélioration depuis hier au soir; le malade est très-accablé. Pouls, 140 ; respiration, 36, expiratrice; crachats abondants et fluides, toujours colorés ; urine très-albumineuse; les signes physiques sont incontestablement plus étendus ; toute la moitié inférieure du poumon est envahie par l'hépatisation. Toutefois la température centrale a baissé; elle est seulement à 39°4. En deux points différents, dans la partie hépatisée, on injecte 30 c. c., soit en tout 60 c. c. environ d'une solution presque deux fois plus concentrée que celle d'hier, c'est-à-dire près de 4 gr. d'iodure ; ces injections, de même que celles d'hier, ne sont pas douloureuses.

15, soir. — La température est plus élevée de deux dixièmes de degré ; mais le pouls est meilleur que ce matin; il est régulier, moins dépressible et moins rapide. Le malade ne souffre pas de son point de côté et se trouve bien. Ce matin, à la fin de l'injection, il y avait eu expectoration de plusieurs crachats très-sanguinolents ; mais les crachats, une heure après, avaient cessé d'être teintés de sang. A partir de ce cas, ils sont plus abondants et fluides; la toux, d'ailleurs, est moins fréquente; transpiration très-abondante, survenue depuis trois heures de l'après-midi, c'est-à-dire quatre heures environ après l'injection.

16, matin. — Nuit bonne. Temp. r., 36°8. État général très-bon : pouls régulier à 110; souffle doux aux deux temps à la base gauche ; tympanisme dans la partie supérieure du poumon. La journée se passe bien.

Le soir, l'état est toujours bon. Temp. r., 37°6.

17, matin. — Le malade, avant la visite, de grand matin, a eu, dit-il, beaucoup d'appétit; on lui a donné, sans prescription, une soupe. Celle-ci a été mal digérée; néanmoins l'état général est bon, bien que le pouls soit plus rapide (120) et que la température soit remontée à 38°8, à onze heures. A huit heures du matin, elle était seulement à 37°8. Les signes physiques de la pneumonie ne sont pas d'ailleurs atténués ; pas de résolution appréciable ; mais l'urine n'est plus albumineuse.

Le soir, même état.

18, matin. — État général bon : pouls, 104 ; temp. r., 38°2.

Le soir, le malade se plaint d'un point de côté violent à droite. Temp. r., 38°9. A l'auscultation, râles sibilants dans toute la partie du poumon gauche qui n'est pas envahie par l'hépatisation et dans tout le poumon droit. De plus, à la base droite et latéralement, on perçoit une bouffée de râles crépitants ou sous-crépitants fins (congestion pulmonaire évidente à droite). Vésicatoire à droite.

19. — Temp. r., 37°6. A la base gauche, signes évidents de résolution, gros râles ; à droite, moins de râles. Crachats abondants muco-purulents, remplissant la moitié de la hauteur du crachoir. Le point de côté à droite persiste, mais il a diminué.

Le soir, 38°2.

20. — La résolution continue à la base gauche ; elle progresse les jours suivants, mais très-lentement. Pendant plus de dix jours, le poumon droit est le siége de beaucoup de râles, à la base surtout.

Ce qui frappe le plus particulièrement dans cette observation, c'est cet abaissement de la température, survenant très-peu de temps après chaque injection et se trouvant à peine marqué après la première, que l'auteur dit avoir été beaucoup trop faible, et très-accentué après la seconde, dont le titre était presque deux fois plus élevé.

Dans la critique de ces faits, qui sera donnée plus loin, nous nous demanderons s'il n'y aurait pas là matière à indication.

Pour terminer enfin cette longue et complète énumération de faits, je me garderai d'oublier la récente communication que Gouguenheim, médecin de l'hôpital Bichat, a faite à la Société médicale des hôpitaux, le 8 janvier 1886.

Si, jusqu'à présent, les injections intrapulmonaires n'avaient donné que peu de résultats favorables à la plupart des auteurs qui les avaient expérimentées, il n'en serait pas de même aujourd'hui, et la statistique de Gouguenheim paraît à cet égard absolument encourageante.

L'auteur les a essayées chez 33 malades, et, sur ce grand nombre de cas, vingt et une fois il en aurait retiré des effets remarquables : amélioration de l'état général, amendement notable des signes de l'auscultation, parfois rapide, se manifestant dès le lendemain. La substance antiseptique employée est le bichlorure de mercure dans des solutions à 1/2000, à 1/1000, à 1/500, ayant chacune des indications spéciales, celle-ci étant réservée aux individus porteurs d'excavations assez considérables, la seconde s'adressant à la plus grande majorité des cas. Quant à la solution à 1/2000, Gouguenheim, après l'avoir employée au début, l'abandonna plus tard, la jugeant trop faible. Chaque injection se composait du contenu d'une seringue de Pravaz, et était pratiquée presque quotidiennement, quelquefois pendant un mois et davantage.

Au fur et à mesure que l'amélioration se manifestait, il diminuait la dose, et la suspendait parfois quand l'auscultation lui faisait constater des résultats satisfaisants. Il convient d'ajouter, toutefois, qu'il ne cessa d'employer chez ses malades une médication interne appropriée.

Cette communication en faveur des injections intrapulmonaires trouva des contradicteurs, et, dans la même séance, Dieulafoy opposa à Gouguenheim les résultats bien moins favorables de son expérimentation.

En effet, chez cinq ou six malades, Dieulafoy a vainement tenté des injections de glycérine phéniquée, et le peu de succès de cette méthode lui en fit bientôt complétement abandonner l'usage.

A peine ces faits avaient-ils été publiés qu'une lettre d'un médecin de l'hôpital de la Princesse, à Madrid, P. Auber (1), venait confirmer l'opinion de Dieulafoy, en exposant les échecs qu'il avait obtenus par cette méthode. Après en avoir énuméré les nombreux inconvénients, qui n'empêchent pas toutefois l'opération d'être en elle-même complétement inoffensive, il en vient à ses résultats et s'exprime ainsi : « Depuis le début de cette pratique, j'ai employé un grand nombre de médicaments : teinture d'iode, créosote, phénol, salicylate de soude et surtout bichlorure de mercure. Loin d'obtenir l'amélioration

(1) *Semaine médicale,* janvier 1886.

désirée, j'ai vu progresser l'affection avec une rapidité effrayante, qui m'a fait abandonner entièrement ce moyen de traitement. Cependant tous mes malades n'étaient pas dans de mauvaises conditions ; je soigne en ce moment deux sujets qui étaient dans les meilleures circonstances possibles pour le succès de cette méthode. A ces deux malades, porteurs d'une seule caverne de la grosseur d'une noix, sans phénomènes d'auto-infection et ayant un état général très-satisfaisant, j'ai fait des injections de bichlorure de mercure au 1/5000, avec l'espoir d'une réussite qui paraissait bien assurée. Malgré tout, la maladie a pris des allures très-rapides, et actuellement (deux semaines environ après la dernière injection) ils présentent de la fièvre continue, de la diarrhée, des sueurs nocturnes ; en un mot, tous les signes d'une mort à courte échéance. »

Tel est, dans son ensemble, l'exposé des diverses publications qui ont été faites sur les injections pulmonaires intraparenchymateuses. Malgré le caractère aride et fatigant que présentent les recherches bibliographiques, j'ai mis tout mon soin à les faire aussi complètes que possible, et, s'il m'est peut-être arrivé, bien involontairement, de passer sous silence quelques faits qui se seraient publiés à l'étranger, j'ai du moins le ferme espoir de n'en avoir omis aucun pouvant présenter une certaine importance.

Cet historique, aussi complet qu'il m'a été possible de le faire, me permettra donc de bien envisager dans son ensemble la question qui m'occupe aujourd'hui, et d'en retirer quelques renseignements légitimes sur la valeur curative de ces injections dans le traitement de la tuberculose et de la pneumonie.

Mais auparavant il me paraît utile d'exposer les résultats que j'ai obtenus dans mes recherches expérimentales sur les injections intrapulmonaires de bichlorure de mercure.

DEUXIÈME PARTIE

RECHERCHES EXPÉRIMENTALES

SUR LES INJECTIONS DE BICHLORURE D'HYDRARGYRE

J'ai eu pour but, en me livrant aux recherches expérimentales que j'expose plus loin, d'étudier les lésions que pouvaient provoquer dans le poumon sain les injections de bichlorure de mercure.

Il existe sur ce point deux opinions qui semblent contradictoires. R. Lépine accuse ces injections de produire de graves désordres, et il ne les a employées qu'en solution extrêmement faible, à 1/40,000 : « A ce degré, dit-il, la solution n'est pas trop irritante ; tandis que, si le titre est double, elle détermine dans le poumon sain du chien une hémorrhagie intra-alvéolaire et une inflammation assez étendue (1). »

Truc émet dans sa thèse de doctorat (2) une opinion analogue : « Au demi-millième, le sublimé donne lieu à des altérations anatomiques, qui rappellent macroscopiquement celles d'une congestion inflammatoire œdémateuse, mais qui, au microscope, semblent appartenir à la pneumonie fibrineuse ; on trouve, en effet, dans les alvéoles, bon nombre de globules blancs au sein d'un réseau fibrineux d'apparence identique à celui de la pneumonie franche. »

(1) *Lyon médical*, 1886.
(2) Thèse de Lyon, 1885, p. 143.

Ces résultats obtenus par les expérimentateurs de l'école de Lyon n'ont pas été contrôlés en clinique par Gouguenheim, qui cependant a a employé le bichlorure de mercure en solutions beaucoup plus concentrées. « Dans les quelques autopsies qu'il a faites, il n'a pas constaté de lésions appréciables, soit de la peau, soit des muscles, soit à la surface de la plèvre, soit du tissu pulmonaire (1). »

Je crois trouver la raison de cette absence complète de lésions dans ce fait que Gouguenheim, chez les malades dont il a eu plus tard l'occasion de faire l'autopsie et qui, par ce fait, devaient présenter des lésions assez étendues, n'avait pas fait ces injections de bichlorure dans le parenchyme lui-même, mais plutôt dans les cavernes dont ces malades étaient les porteurs, évitant ainsi de produire des lésions dans les parties saines.

Le résultat de mon expérimentation m'a démontré, en effet, que ces injections de bichlorure de mercure provoquaient des lésions constantes, qui toutefois ne m'ont pas paru aussi graves que le veulent Lépine et Truc ; et cependant ces auteurs se sont servi de doses plus faibles que celles que j'ai employées moi-même.

Je dois dire que j'ai toujours évité de faire rentrer l'alcool dans mes solutions de sublimé, craignant son action irritante pour le poumon sain de mes animaux. Je l'ai remplacé par le chlorure de sodium, dans la proportion de 2 pour 1,000.

Je me suis servi de la petite seringue de Pravaz, à laquelle j'adaptais une très-fine aiguille. Chaque injection se composait de 1 cent. cube de liquide, et, dans toutes mes expériences, à l'exception de la première, elle a été renouvelée quotidiennement pendant trois jours de suite.

Chez les cobayes et chez les lapins, la ponction a été faite dans un point situé entre l'omoplate et la colonne vertébrale, et je me suis efforcé à chaque injection de changer la direction de l'aiguille, afin de ne pas pousser les trois injections dans le même lobe. Chez le chien, j'ai

(1) *Société médicale des hôpitaux,* janvier 1886, p. 11.

pu varier à mon gré les points où devaient porter les injections; elles
ont été faites le plus souvent en avant et sur les parties latérales du.
thorax. J'aurais voulu opérer avec la plus grande lenteur ; mais il m'a
été souvent difficile de réaliser ce désidératum, à cause de l'indocilité
naturelle de mes animaux à se prêter à ces expériences; et, bien
qu'ils fussent toujours solidement maintenus par un aide, les injections ont dû être poussées généralement assez vite. Cette brusque ir-
ruption de liquide dans le parenchyme a dû contribuer en partie à la
production de cette hémorrhagie que j'ai constamment trouvée au point
de pénétration de l'aiguille dans le poumon.

J'ai pris, dans la conduite de mes expériences, les précautions antiseptiques les plus minutieuses. Après avoir soigneusement rasé le
poil des animaux à l'endroit où je devais faire la ponction, je lavais
cette partie du thorax avec une solution antiseptique ; je me suis
servi le plus généralement de la liqueur de van Swieten. L'aiguille de
la seringue, avant et après chaque injection, a toujours été présentée
à la flamme d'une lampe à alcool et plongée dans de la vaseline phéniquée. A deux reprises, j'ai négligé ces précautions chez le lapin
de l'expérience IV. A cette négligence j'attribue, en grande partie, la
lésion que j'ai trouvée plus tard à l'autopsie.

Dans le lobe supérieur du poumon droit de cet animal, j'ai constaté
une petite collection purulente, que tout d'abord j'avais attribuée à
l'intensité de la lésion, ce lobe ayant reçu deux injections à 1/1000;
mais les préparations microscopiques m'ont montré que la réaction
inflammatoire produite par ces injections n'était pas assez intense
pour expliquer la formation de ce petit abcès.

J'ai pu constater le fait signalé par Gouguenheim, que ces injections de bichlorure de mercure altèrent rapidement les aiguilles; car
j'ai dû remplacer la première après la septième injection. Elle était
devenue malléable et se tordait très-facilement, menaçant ainsi de se
rompre dans le poumon, si, dans sa course, elle avait rencontré une
bronche. Cet accident, dont on comprend toute la gravité, peut être
évité très-facilement: il suffit d'examiner l'état de l'aiguille avant chaque injection et de la changer, si besoin en est. 4

Je n'ai jamais vu se produire de mort immédiate, accident qui est arrivé deux fois à Fraenkel, dans le cours de son expérimentation. Il est vrai qu'il portait jusqu'au nombre considérable de six les injections qu'il faisait chez un même animal et dans la même séance.

La douleur provoquée par l'injection a été constante chez le cobaye, mais rare chez le lapin et chez le chien. Chez ce dernier, j'ai eu à la noter plusieurs fois ; mais il importe de faire remarquer que, dans ces cas-là, je m'étais servi d'une aiguille assez forte, craignant que la fine aiguille de Pravaz ne fût pas assez résistante. Mais, aussitôt que j'ai eu repris cette dernière, la douleur ne s'est plus manifestée.

La toux ne s'est produite que très-rarement, et dans certains cas l'injection a été suivie de quelques petits mouvements convulsifs qui la rappelaient.

Dans un seul cas (expér. IV), l'animal a rejeté par la bouche quelques gouttes d'un liquide sanguinolent, fait qui démontre d'une façon certaine que l'injection avait pénétré dans une bronche.

J'ai voulu étudier chez le lapin les variations que pouvait subir la température sous l'influence de ces injections; mais les observations que j'ai faites à cet égard ne m'ont donné que des résultats peu décisifs.

Il n'en pas été de même pour la respiration, dont j'ai pu faire l'étude chez le chien. D'une façon constante, après chaque injection, j'ai vu se produire immédiatement une augmentation des mouvements respiratoires, et leur rhythme a subi parfois des modifications très-nettes. Mais ces phénomènes n'ont jamais été que passagers, et, peu de temps après, la respiration redevenait normale.

La circulation m'a paru également subir des variations analogues ; mais l'influence des injections s'est fait bien moins sentir sur elle que sur la respiration.

Ces injections m'ont paru exercer une bien faible action sur le système nerveux. J'ai remarqué dans quelques cas un léger abattement, un peu d'étourdissement, qui disparaissaient très-vite, et, cinq ou dix minutes après, mes animaux reprenaient toute leur vivacité.

Mes observations sur le retentissement que pouvait avoir sur l'organisme en entier le bichlorure de mercure ainsi administré m'ont donné des résultats complétement négatifs, les doses que j'ai employées étant évidemment par trop insuffisantes. Malgré toute l'attention que j'y ai apportée, je n'ai jamais rien remarqué d'anormal du côté de la sécrétion salivaire, ni du côté des gencives ou de l'intestin.

M. Mossé, dans quelques-unes de ses expériences, a observé des phénomènes toxiques avec des doses plus fortes. A la vérité, ses expériences sont trop peu nombreuses pour être concluantes. De plus, la mort de ces différents animaux ne peut pas être uniquement attribuée à l'intoxication générale, et il convient de tenir grand compte de lésions pulmonaires. C'est ainsi que, si la mort du cobaye XIV semble être due au sublimé, les lésions pulmonaires étant insuffisantes à l'expliquer, il n'en est plus de même quand il s'agit du lapin XII, dont la mort par les poumons est certaine.

Il est également difficile de déterminer les doses de sublimé qui sont nuisibles et celles qui sont inoffensives. Car, dans une expérience (XIV), nous voyons une solution de 1/1000 amener la mort chez un cobaye, et, dans une autre (XV), une dose de sublimé plus forte (0,0015 dix-milligrammes) n'amène rien de particulier chez un second cobaye, pesant à peine 10 gr. de plus que le premier. Cette absence de phénomènes généraux se retrouve chez les deux chiens mis en expérience (XVII-XVIII), qui cependant reçoivent des doses de sublimé relativement fortes. L'un, dont le poids atteint à peine 7 kilog., reçoit en une seule fois 0,01 centigr. de sublimé ; l'autre, qui pèse 15 kil., en reçoit en deux fois 0,035 millig. ; et cependant, ni chez le premier, ni chez le second, on ne remarque aucun phénomène bien caractérisé.

Je crois qu'aux doses employées par Gouguenheim, les injections de bichlorure de mercure ne peuvent avoir aucun retentissement général et sont complétement inoffensives sous ce rapport.

Mais cette innocuité n'est plus la même quand il s'agit de leur action sur le parenchyme pulmonaire. Dans mon expérimentation, j'ai essayé d'établir une véritable progression descendante dans les lésions que ces injections devaient amener. Dans ce but, je me suis servi, aussi bien chez le cobaye que chez le lapin et le chien, de solutions présentant à quelques exceptions près le même degré de concentration. En établissant ainsi une véritable échelle de comparaison, je devais, à mon avis, pouvoir en déduire légitimement ce qui peut arriver chez l'homme.

Mes prévisions, à ce point de vue, se sont réalisées, et j'ai pu constater au microscope que, si ces injections de sublimé amènent chez le cobaye des lésions aussi avancées que celles qu'ont signalées Truc et Lépine, elles étaient un peu mieux supportées par le lapin, mieux encore par le chien. Par suite, il est légitime de croire que le poumon de l'homme devra ne présenter que des lésions analogues à celles que l'on constate dans le poumon du chien.

Quelles sont donc ces lésions?

Dans toutes mes autopsies (1), j'ai trouvé d'une façon constante des points hémorrhagiques dans le parenchyme pulmonaire. Ils se sont toujours montrés sous forme de noyaux très-bien limités, de la grosseur d'une lentille, quelquefois même d'un haricot, et présentant les caractères de l'atélectasie. Les parcelles qui en étaient détachées et que l'on projetait sur l'eau allaient au fond du vase. Tout autour existait une zone brunâtre, plus ou moins foncée, ayant les apparences d'une congestion œdémateuse. Macroscopiquement, cette lésion chez le cobaye, chez le lapin et chez le chien, présentait la plus grande ressemblance; mais les coupes microscopiques, que j'ai faites en grand nombre, m'ont permis de différencier nettement ces lésions chez ces divers animaux.

Ne conservant du poumon que la partie lésée, je l'ai soumise à un durcissement méthodique. Plongée durant vingt-quatre heures dans

---

(1) Je n'ai trouvé dans presque aucun cas la trace du passage de l'aiguille à travers la paroi thoracique.

l'alcool à 90°, elle en était retirée pour séjourner dans une solution
concentrée d'acide picrique pendant le même laps de temps ; elle était
ensuite plongée dans une solution de gomme, où elle restait encore
vingt-quatre heures, et elle subissait enfin un dernier séjour dans l'alcool absolu, où je la laissais jusqu'à ce qu'elle présentât un durcissement convenable : douze heures environ ont été, d'ordinaire, suffisantes pour cela. Les meilleures préparations obtenues par ce moyen m'ont
été données par les poumons des lapins et des chiens. Les poumons
des cobayes ont présenté un tassement léger, qui cependant n'était
pas suffisant pour qu'on ne pût reconnaître les lésions qu'ils avaient
subies.

Dans toutes mes coupes, le champ du microscope a toujours été en-
vahi par de nombreux globules rouges ; et même, chez le lapin et chez
le chien, ils constituaient à eux seuls presque toute la lésion. Ils se présentaient plus ou moins distincts, sous forme d'amas réfringents, ayant
une couleur jaune rougeâtre, et, au milieu de ces amas, on distinguait,
chez le cobaye, des cristaux d'hémoglobine, que je n'ai retrouvés ni
chez le lapin, ni chez le chien. Au centre du foyer, les alvéoles ont
toujours été plus ou moins déchirés et remplis en partie par les globules extravasés ; tandis qu'à périphérie, ils présentaient une simple
déformation par compression. La plupart de ces préparations, sou-
mises à l'action du sulfure ammonique, ont donné une coloration
noire, marquée surtout sur les bords du foyer. Cette coloration était
due à leur imprégnation par l'oxyde de fer, qui était déposé non-seulement dans les éléments celluleux, mais encore à la surface des
éléments conjonctifs. Cette imprégnation a toujours été en partie diffuse, en partie sous forme de petits grains.

Ces lésions ont été communes à tous mes animaux ; mais, de plus, ce
sont les seules qu'aient présentées les lapins et les chiens. Chez eux,
en effet, je n'ai pas trouvé de trace de réaction inflammatoire ; dans
le foyer, ni à son pourtour, je n'ai jamais vu d'infiltration de leucocytes
dans le tissu conjonctif, ni de prolifération notable des cellules alvéolaires, ni trace d'exsudat dans les alvéoles. Toutefois, chez le lapin de

l'expérience IV, qui avait reçu, dans le même lobe, deux injections de bichlorure au millième, il y a eu réaction inflammatoire, caractérisée par un léger exsudat fibrineux contenant de nombreux globules blancs.

Mais, si cette réaction n'a pas existé chez le chien ni chez le lapin, en revanche elle s'est montrée constante chez le cobaye. Les lésions signalées par Truc dans sa thèse m'ont apparu ici très-nettes. Les préparations ont toujours été sillonnées par des tractus de fibrine englobant des globules blancs mêlés à des globules rouges. Le tissu conjonctif des bronches, compris dans la même zone, était infiltré de leucocytes, et tout autour existait une zone d'un tissu embryonnaire à cellules allongées et fusiformes.

En résumé, les injections de bichlorure de mercure ont constamment provoqué des lésions mécaniques, rupture d'alvéoles et de capillaires, mais n'ont été suivies de réaction inflammatoire que chez le cobaye, et une seule fois chez le lapin.

Je crois donc que, chez l'homme, ces injections, tout en provoquant les mêmes lésions mécaniques, dont il faut évidemment tenir grand compte, doivent être assez bien supportées par le parenchyme pulmonaire, et ne provoquer que rarement une réaction inflammatoire.

EXPÉRIENCES PERSONNELLES

Expérience première

Cobaye mâle jeune. — Poids avant l'expérience: 165 gr. — Titre de la solution du sublimé: 1/2000

27 mai.— Le cobaye reçoit, dans la soirée, une injection intraparenchymateuse d'une solution de sublimé à 1/2000. La ponction est faite du côté droit, entre l'omoplate et la colonne vertébrale. J'injecte le con-

tenu d'une seringue de Pravaz, c'est-à-dire 1 c. c. de la solution. La ponction provoque une douleur assez vive, et quelques gouttelettes de sang apparaissent au point de pénétration. L'aiguille rencontre une côte sur son trajet ; je la retire un peu et je l'enfonce à côté. De toute la soirée, l'animal ne présente rien de particulier à signaler.

28. — Poids : 170 gr. Se porte bien ; est plein de vivacité. Ce jour-là, l'animal est sacrifié, et l'autopsie en est faite immédiatement.

AUTOPSIE. — Je fais une incision médiane sur la face antérieure du sternum ; je sectionne les côtes le long des deux bords de cet os, et j'enlève soigneusement à la fois le poumon et le cœur.

Cage thoracique. — L'examen de la cage thoracique montre deux taches ecchymotiques, correspondant l'une à la troisième côte, l'autre au deuxième espace intercostal. Sur le trajet de l'aiguille, les parties molles présentent une légère extravasation sanguine.

Poumon droit. — La lésion vraiment intéressante paraît sur le lobe moyen. A sa face postérieure et à sa partie médiane, correspondant très-exactement au point d'entrée de l'aiguille, se trouve un foyer hémorrhagique parenchymateux, gros comme un petit pois. Une parcelle détachée de ce noyau, et projetée sur l'eau, tombe au fond du vase. Tout autour de ce foyer, et occupant le lobe en entier, s'étend une congestion intense qui tranche fortement sur la pâleur rosée des autres lobes. Les lobes supérieur et inférieur de ce même poumon présentent, eux aussi, à leur point de contact immédiat avec ce lobe moyen, un peu de congestion.

Poumon gauche. — Coloration rose pâle ; ne présente aucune lésion.

Organes abdominaux. — Rien d'anormal.

PRÉPARATIONS MICROSCOPIQUES. — Diverses coupes, pratiquées sur le foyer même de la lésion, nous montrent les lésions suivantes: Au milieu du foyer, on constate l'existence de gros cristaux d'hémoglobine, entourés de petites taches noires, dues peut-être au mercure métallique qui se serait déposé. A la périphérie, on voit de nombreux globules blancs, mélangés aux globules rouges. Tout autour, existe une petite zone d'un tissu embryonnaire à cellules allongées et fusiformes. Le tissu conjonctif des bronches, compris dans la même zone, est infiltré de leucocytes. La muqueuse bronchique elle-même ne présente pas de lésion. En résumé, extravasation sanguine et pneumonie catarrhale.

Expérience II

Cobaye mâle jeune. — Poids avant l'expérience, 250 gr. — Titre de la solution de sublimé, 1/3000

26 mai. — Injection de 1 cent. c. de la solution dans le poumon droit. Légère douleur à la ponction, qui est faite entre l'omoplate et la colonne vertébrale. Surveillé toute la soirée, le cobaye ne présente aucun phénomène particulier.

27. — Poids, 220. Se porte bien; n'a pas de diarrhée. Une seconde injection est faite, mais celle-ci dans le poumon gauche. La douleur est assez vive, et l'injection est suivie de quelques mouvements spasmodiques, simulant des mouvements de régurgitation; mais on ne constate aucun rejet de liquide; abattement passager.

28. — Poids, 230. Toujours bien portant. Troisième injection, faite du côté droit. Le cobaye cherche à s'échapper et nous oblige à pousser l'injection à deux reprises différentes. Les jours suivants, on ne fait pas de nouvelle injection et on tient le cobaye en observation. Le 31 mai, l'animal se porte bien et pèse 233 gr.

3 juin. — Poids, 245 gr. L'animal est sacrifié.

AUTOPSIE. — *Poumon droit.* — Le lobe supérieur présente un noyau hémorrhagique, gros comme une lentille, entouré d'une zone de congestion. Le lobe moyen est légèrement congestionné, phénomène qui doit être attribué à l'injection qui a amené les lésions du lobe supérieur, la pointe de l'aiguille paraissant avoir pénétré jusque-là. Lobe inférieur : on y remarque deux petites taches hémorrhagiques très-rapprochées, entourées d'une zone congestive peu accentuée.

Poumon gauche. — Noyau hémorrhagique au lobe supérieur, avec congestion. Dans la partie exactement correspondante de l'autre lobe, second noyau hémorrhagique, dû à la pénétration de l'aiguille, qui a traversé le bord du lobe supérieur.

Paroi thoracique. — On ne peut retrouver la moindre trace d'injection.

Organes abdominaux. — Rien de particulier à signaler.

PRÉPARATIONS MICROSCOPIQUES. — Dans les coupes faites au foyer même de la lésion, on retrouve quelques cristaux d'hémoglobine. Quelques tractus de fibrine sillonnent les préparations, englobant des globules blancs, mêlés à des globules rouges qui commencent à se déformer.

Le tissu conjonctif contient des cellules fusiformes, dans lesquelles on remarque un pigment jaune d'ocre, qui, sous l'influence du sulfure ammonique, se colore en noir, donnant ainsi la réaction du fer.

En résumé, extravasa sanguin, pneumonie catarrhale et traces de pneumonie fibrineuse.

Expérience III

Cobaye mâle. — Poids avant l'expérience, 188 grammes. — Titre de la solution de sublimé, 1/5000

26 mai. — Injection de 1 cent. cube de la solution dans le poumon droit. La ponction provoque une douleur vive et fait pousser quelques cris à l'animal, qui, surveillé pendant plusieurs heures, ne présente rien à noter.

27. — Poids, 172. Bonne santé. Pas de diarrhée. Seconde injection. Je fais la ponction du côté droit; mais je donne à l'aiguille une direction oblique de droite à gauche, afin de faire pénétrer l'injection dans le poumon gauche. L'opération provoque de la douleur, et est immédiatement suivie de quelques mouvements convulsifs, simulant la regurgitation; le liquide a peut-être pénétré dans une bronche; mais rien n'est rejeté à l'extérieur.

28. — Poids, 196. Se porte bien. Pas de diarrhée. Troisième injec-

tion, faite dans le poumon droit. Aujourd'hui encore, elle provoque de la douleur et s'accompagne de quelques mouvements convulsifs, semblables à ceux de la veille.

Les jours suivants, le cobaye est surveillé et pesé exactement.

31. — Poids, 185 grammes.

5 juin.— Poids, 190 grammes.

10. — Poids, 200 grammes.

14.—Poids, 215 grammes. L'animal est sacrifié.

AUTOPSIE. — Le lobe supérieur droit présente à sa face postérieure un petit noyau hémorrhagique, éntouré d'une zone congestive dont la couleur foncée tranche sur la pâleur rosée du lobe moyen, qui n'offre aucune trace d'injection. Au lobe inférieur, on voit un second noyau hémorrhagique un peu plus gros que le premier, entouré, lui aussi, d'une zone congestive.

Poumon gauche. — Le lobe inférieur présente une traînée brune transversale, marquée à son extrémité externe par un petit noyau hémorrhagique. Cette bande transversale indique nettement le trajet qu'a suivi l'aiguille dans la seconde injection. Pas de congestion bien nette.

Cage thoracique. — Pas de trace des diverses ponctions.

Organes abdominaux. — Rien d'anormal.

PRÉPARATIONS MICROSCOPIQUES.— Au point de pénétration de l'aiguille correspond un foyer d'extravasation, arrondi, gros comme une tête d'épingle, environné ou plutôt enkysté dans un tissu conjonctif jeune, à cellules fusiformes. Dans l'intérieur du foyer, on voit de la fibrine sous forme de traînées contenant des globules blancs encore reconnaissables. Ces traînées circonscrivent des îlots remplis du résidu de globules rouges, qui ne sont plus distincts, mais sont conglomérés et forment des masses réfringentes, présentant une couleur jaune rougeâtre. Au milieu de ces amas, on distingue des cristaux d'hémoglobine, et des taches d'un jaune verdâtre qui paraissent être de la matière biliaire. La couche de tissu conjonctif jeune qui circonscrit le foyer renferme des cellules fusiformes. dans lesquelles on distingue des granules d'un pigment jaune d'ocre, qui, sous l'action du sulfure ammonique, donnent la réaction du fer.

En résumé, extravasa sanguin, pneumonie catarrhale et fibrineuse.

Expérience IV

Lapin mâle, adulte. — Poids avant l'expérience, 1 kilog. 660. — Titre de la solution de sublimé, 1/1000

14 juin. — Injection de 1 c. c. de la solution dans le poumon droit. La ponction, faite entre l'omoplate et la colonne vertébrale, ne provoque pas de douleur. L'injection est suivie d'un abattement passager, et, trois minutes après, l'animal rejette par la bouche plusieurs gouttes d'un liquide sanguinolent. Temp. : avant, 39°4 ; après, 39°5.

15. — Poids, 1 k. 660. Se porte bien. Pas de diarrhée. Seconde injection, qui est faite à droite. Pas de douleur. L'abattement passager d'hier ne se reproduit pas. Il n'y a pas de rejet de liquide. Temp. : avant, 38°8 ; après, 38°8.

16. — Poids, 1 k. 610. Va bien. Troisième injection à droite. Pas de douleur ; fait quelques mouvements convulsifs, simulant la régurgitation, mais ne rejette pas de liquide. Temp. : avant, 39°5 ; après, 39°4.

Les jours suivants, on ne fait pas de nouvelle injection. L'animal perd de son poids : le 17, 1 k. 575 ; le 18, 1 k. 570.

22. — On sacrifie l'animal.

Autopsie. — Le lobe supérieur présente une lésion très-étendue. La moitié supérieure présente les caractères de l'hépatisation grise, et la section donne du pus. La moitié inférieure est d'un rouge sombre. Au centre de cette lésion, on distingue deux points hémorrhagiques bien visibles, ce qui paraît indiquer que ce lobe aurait reçu deux injections. Ce fait donnerait l'explication de l'étendue de la lésion Le lobe inférieur présente à la pointe du bord interne un noyau hémorrhagique qui se continue sur le bord correspondant du poumon gauche. Il n'y a pas de congestion bien apparente.

Cage thoracique. — Pas de trace des ponctions.

Organes abdominaux. — L'intestin présente un certain degré de congestion.

Préparations microscopiques. — Le foyer de l'injection présente un nombre considérable de globules rouges; les globules blancs sont également très-nombreux dans quelques coupes. Les alvéoles sont, les uns déchirés, les autres déformés. Sous l'action du sulfure ammonique, les bords du foyer prennent une coloration noire parfois diffuse, parfois sous forme de petits amas déposés dans le tissu conjonc-tif. Celui-ci présente par place des cellules allongées, fusiformes, dans lesquelles on retrouve ce même pigment noir. Sur les nombreuses coupes que j'ai faites, je n'ai pu constater que quelques traces d'un réseau fibrineux, contenant de nombreux globules blancs.

Expérience V

Lapin mâle, adulte.— Poids avant l'expérience, 1 kil. 575.— Titre de la solution de sublimé, 1/2000

14 juin. — Injection de 1 c. c. de la solution dans le poumon droit. La ponction faite entre l'omoplate et la colonne vertébrale provoque un peu de douleur. Temp. : avant, 39°4; après, 39°4.

15. — Poids, 1 kilog. 615. Va bien. A mangé. Seconde injection à droite. Légère douleur. Rien de particulier à signaler. Temp. : avant, 39°4; après, 39°3.

16. — Poids, 1 k. 630. Se porte très-bien. Troisième injection. Pas de douleur. L'animal ne paraît nullement incommodé. Temp. : avant, 39°6; après, 39°6.

Les jours suivants, le lapin est surveillé et pesé. Le 17, poids, 1 kil. 637; le 18, poids, 1 kil. 650.

22. — On sacrifie l'animal.

Autopsie. — *Poumon droit.*— Pas de congestion bien nette. Il présente sur le milieu de sa face postérieure, distants de 1 cent. environ l'un de l'autre, deux petits noyaux hémorrhagiques. Un troisième noyau plus net occupe le bord interne de ce poumon; il se continue dans la partie immédiatement correspondante du bord interne du poumon gauche, qui ne présente pas d'autres lésions.

Paroi thoracique. — Rien à noter.

Organes abdominaux. — Normaux.

PRÉPARATIONS MICROSCOPIQUES. — Les coupes faites sur les points hémorrhagiques ne montrent aucune trace de réaction inflammatoire. Les alvéoles sont déchirés et les bords du foyer sont fortement noircis par le sulfure ammonique: ce qui tient à leur imprégnation par l'oxyde de fer, imprégnation qui est en partie diffuse et en partie sous forme de petits grains qui sont déposés, non-seulement dans les éléments celluleux, mais encore à la surface des éléments conjonctifs. Toutes ces parties montrent une légère déformation par compression des alvéoles. En dehors de la zone d'infiltration pigmentaire, le parenchyme pulmonaire est sain et ne présente aucune trace d'inflammation.

Expérience VI

Lapin mâle, adulte. — Poids avant l'expérience, 1 kil. 530. — Titre de la solution de sublimé, 1/3000

14 juin. — Injection de 1 c. c. dans le poumon droit. Pas de douleur. Temp.: avant, 39°2; après, 39°2.

15. — Poids: 1 kil. 510. Se porte bien. Seconde injection, pendant laquelle l'animal fait quelques mouvements. La ponction ne provoque pas de douleur. Temp.: avant, 39°4; après, 39°3.

16. — Poids: 1 kil. 560. Va bien. Troisième injection, qui ne paraît nullement incommoder l'animal. Pas de douleur. Temp.: avant, 39°3; après, 39°3.

17. — Poids: 1 kil. 540.

18. — Poids: 1 kil. 560.

22. — Poids: 1 kil. 565. On sacrifie l'animal.

AUTOPSIE. — Poumon droit. Pas de congestion bien marquée. Le lobe supérieur présente un noyau hémorrhagique gros comme une lentille. On ne voit pas les traces des autres injections. Un examen attentif ne peut nous montrer qu'un petit point suspect, qui n'a rien de caractéristique.

Poumon gauche. — Pas de congestion, pas d'hémorrhagie.

Cage thoracique. — Dans le deuxième espace intercostal, entre la colonne vertébrale et l'omoplate, on distingue un petit point ecchymotique.

Organes abdominaux. — Rien d'anormal. Les lésions étant si peu marquées, je n'ai pas fait de préparations microscopiques pour ce lapin.

Expérience VII

Lapin mâle, adulte. — Poids avant l'expérience, 1 kil. 510. — Titre de la solution de sublimé, 1/5000

14 juin. — Injection de 1 c. c. dans le poumon droit, entre l'omoplate et la colonne vertébrale. Pas de douleur. Temp. : avant, 39°2 ; après, 39°4.

15. — Poids : 1 kil. 508. Va bien. Seconde injection. Pas de douleur. Temp. : avant, 39°2 ; après, 39°4.

16. — Poids : 1 kil. 530. Toujours plein de vivacité. Troisième injection. J'ai dû remplacer aujourd'hui l'aiguille de la seringue de Pravaz, les injections précédentes ayant mis la première hors d'état de servir. Je ne constate pas de douleur à la ponction.

17. — Poids : 1 kil. 530.

18. — Poids : 1 kil. 520.

22. — Poids : 1 kil. 560. — L'animal est sacrifié.

AUTOPSIE. — *Poumon droit.* — Très-peu de congestion. La lésion intéressante est présentée par le lobe inférieur. Ce bord est occupé dans toute sa hauteur par une bande hémorrhagique large de 2 à 3 mil-

lim., sur laquelle se détachent trois noyaux hémorrhagiques plus accentués.

Poumon gauche. — Présente une coloration un peu foncée dans la
partie qui se trouve immédiatement en contact avec le bord interne
du poumon droit. On y remarque même de petits noyaux hémorrhagiques, indiquant que l'extrémité de l'aiguille a dû arriver jusque-là.

Cage thoracique. — Pas de trace des ponctions.

Organes abdominaux. — Rien de particulier.

PRÉPARATIONS MICROSCOPIQUES. — Elles permettent de constater
l'existence de lésions analogues à celles qui ont été trouvées dans
l'expérience V. Il y a du sang extravasé en assez grande abondance ;
mais on ne trouve aucune trace d'inflammation.

Expérience VIII

Chien adulte. — Poids avant l'expérience, 12 kil. 300. — Titre de la solution
de sublimé, 1/1000.

16 juin. — Injection de 1 cent. cube dans le poumon droit. Je me
suis servi d'une aiguille plus grosse que celle que j'avais employée
jusque-là. La ponction a provoqué une douleur vive. J'ai soigneusement noté chez mes chiens les variations que pouvaient présenter la
respiration et le pouls avant, et après l'injection. Respiration : avant,
24 ; après, 34. Pouls : avant, 94 ; après, 110.

17. — Poids : 12 kil. 400. Une seconde injection est faite à droite, à
la partie médiane externe de la paroi thoracique. Je me suis servi aujourd'hui de la fine aiguille de la seringue de Pravaz. La ponction n'a
été nullement douloureuse. Respiration : avant, 24 ; après, 40. Pouls :
avant, 73 ; après, 75.

18. — Poids : 12 kil. 350. Troisième injection faite à gauche, à la partie médiane externe. Pas de douleur. Pendant les trois premières minutes qui suivent l'injection, l'animal respire par saccades. Respiration : avant, 24 ; après, 36. Pouls : avant, 76, après, 80.

On ne fait pas de nouvelle injection les jours suivants, et, le 22 juin, l'animal est sacrifié. Poids : 12 kil. 500.

Autopsie.— *Poumon droit.*— La partie inférieure du lobe inférieur présente une coloration rouge très-prononcée, sur laquelle se détachent en noir deux noyaux hémorrhagiques. Des parcelles de poumon, détachées de ce lobe et projetées sur l'eau, surnagent.

Poumon gauche. — A la face externe du lobe inférieur, on trouve une plaque brunâtre, qui n'est pas franchement hémorrhagique.

Paroi thoracique et organes abdominaux. —Rien de particulier.

Préparations microscopiques. — Elles montrent une extravasation sanguine très-étendue, correspondant au foyer de l'injection. Les alvéoles sont remplis en partie par les globules extravasés. Un grand nombre de ces extravasa se sont colorés en noir sous l'action du sulfure ammonique. Dans les limites du foyer et extérieurement à lui, dans une zone assez étendue, le tissu conjonctif formant la charpente des alvéoles, ainsi que les cellules de revêtement de ces alvéoles, présentent une coloration noire diffuse. Dans le tissu conjonctif qui environne les vaisseaux et les bronches, les cellules conjonctives sont tuméfiées et infiltrées de granules également colorés en noir. Sur une préparation non traitée par le sulfure ammonique, on constate que cette coloration noire n'existe pas et qu'il n'y a pas trace d'anthracosis. Ni dans le foyer, ni à son pourtour, on ne voit ni infiltration de leucocytes dans le tissu conjonctif, ni prolifération notable des cellules alvéolaires, ni trace d'exsudat dans les alvéoles.

En résumé, extravasation sanguine; mais pas de réaction inflammatoire.

Expérience IX

Chien vieux et maigre. — Poids avant l'expérience, 17 kil. 600. — Titre de la solution de sublimé, 1/1000.

16 juin. — Injection de 1 cent. cube dans le poumon, faite en avant, vers le sommet. Ayant employé une aiguille un peu grosse, je provo-

que par la ponction une vive douleur. Respiration : avant, 25 ; après, 40. Pouls : avant, 112 ; après, 140.

17. — Poids, 18 kil. 300. Seconde injection, faite à la partie extérieure du poumon gauche. Grosse aiguille. Douleur à la ponction, presque aussi vive que hier. Respiration ; avant, 22 ; après, 25. Pouls : avant, 85 ; après, 95.

18. — Poids, 18 kil. 500. Troisième injection, à droite, à la paroi externe. Je fais la ponction avec la petite aiguille de Pravaz ; pas de douleur. Respiration : avant, 28 ; après, 32. Pouls : avant, 80 ; après, 90.

Jusqu'au 22 juin, on surveille l'animal, qui, loin de se ressentir des injections, se porte bien et gagne en poids.

Il est sacrifié le 22 ; il pèse ce jour-là, 18 kil. 750.

AUTOPSIE. — L'existence d'un anthracosis étendu m'empêche de constater s'il y a congestion.

Poumon droit. — A la face antérieure du lobe supérieur, on remarque un gros noyau dur, hémorrhagique, à forme arrondie et d'une étendue de 1 centimètre. Un morceau de ce noyau projeté sur l'eau va au fond du vase.

Le lobe moyen présente, dans sa partie externe, un second noyau exactement semblable au précédent.

Poumon gauche. — A la face externe du lobe moyen, on trouve une plaque hémorrhagique, superficielle, d'une largeur d'un et demi centimètre.

Paroi thoracique. — Je n'ai pu retrouver la trace des ponctions.

Organes abdominaux. — Rien de particulier.

Les préparations microscopiques ne m'ont pas donné de résultats satisfaisants. Les plaques d'anthracosis étaient tellement abondantes, qu'elles me cachaient complétement les lésions qui auraient pu exister.

6

Expérience X

Chien adulte. — Poids avant l'expérience, 8 kil. 500. — Titre de la solution
de sublimé, 1/2000

16 juin. — Je fais avec la seringue de Pravaz une injection de
1 c. c. de solution dans le poumon droit, en avant, vers le sommet.
Pas de douleur. Respir.: avant, 24; après, 32. Pouls : avant, 75 ;
après, 80.

17. — Poids: 8 kil. 600. Seconde injection à gauche, à la paroi
externe. Très-peu de douleur. Il tousse pendant quelques minutes,
mais ne rejette rien. (L'aiguille a dû pénétrer dans une bronche.) La
respiration est un moment haletante. Respir.: avant, 25; après, 55.
Pouls : avant, 75 ; après, 92.

18.— Poids: 8 kil. 450. Troisième injection à la paroi externe. Peu
de douleur.

L'animal se porte très-bien jusqu'au 22 juin, jour où il est sacrifié.
Poids, 8 kil. 400.

AUTOPSIE.—*Poumon droit.*—A la face antérieure du lobe supérieur
on remarque un noyau hémorrhagique de la grosseur d'un haricot,
entouré d'une zone congestive assez étendue. Un second noyau
existe à la face externe du lobe inférieur.

Poumon gauche. — Un gros foyer d'hémorrhagie existe à la face
externe du lobe inférieur. La partie inférieure de ce lobe paraît assez
fortement congestionnée.

Paroi thoracique et organes abdominaux. — Ne présentent rien
d'anormal.

PRÉPARATIONS MICROSCOPIQUES. — Les différentes coupes pratiquées
sur ce poumon m'ont permis de constater l'existence de lésions analogues à celles que j'ai déjà signalées dans l'expérience VIII. Je n'ai
trouvé aucune trace de lésion inflammatoire.

Expérience XI

Chien, petit. — Poids avant l'expérience, 5 kil. 500. — Titre de la solution de sublimé, 1/3000

16 juin. — Injection de 1 c. c. en avant, au sommet. La ponction ne provoque pas de douleur ; mais l'animal souffre pendant que je fais l'injection, et tousse après pendant deux minutes. J'ai dû blesser quelque bronche. Respir.: avant, 24; après, 38. Pouls : avant, 115; après, 110.

17. — 5 kil. 650. L'injection est faite à gauche à la partie externe. Pas de douleur. Respir.: avant, 30 ; après, 35. Pouls : avant, 115; après, 120.

18. — 5 kil. 600. Troisième injection, à droite, paroi externe. Pas de douleur. Respir.: avant, 32 ; après, 42. Pouls : avant, 116 ; après, 110.

22. — L'animal est sacrifié et l'autopsie donne les résultats suivants :

Poumon droit. — A l'extrémité antérieure du lobe supérieur, on trouve un foyer d'hémorrhagie de la grosseur d'un haricot. La coupe de ce foyer laisse écouler un liquide sanguin. Un peu plus bas, il en existe un second, un peu moins étendu que le précédent. La congestion autour de ces foyers semble peu accentuée.

Poumon gauche. — Malgré l'examen le plus attentif, on ne voit aucune trace de l'injection.

Paroi thoracique et organes abdominaux. — Rien de particulier à signaler.

EXPÉRIENCES

DUES A L'OBLIGEANCE DE M. LE PROFESSEUR AGRÉGÉ MOSSÉ

Expérience XII

Lapin femelle. Poids avant l'expérience, 2 k. 580

20 avril. — Reçoit deux injections intrapulmonaires de solution de sublimé, contenant chacune 1 millig. de sublimé et 2 millig. de chlorure de sodium. L'aiguille a été enfoncée en arrière dans un des premiers espaces intercostaux, entre le rachis et le bord interne de l'omoplate écartée. L'injection a été faite lentement, sans air, et en ayant soin de retirer l'aiguille et de l'incliner dans des positions différentes, de façon que tout le liquide ne soit pas injecté au même point. Rien de particulier au moment même. (L'aiguille a ramené une gouttelette de sang.)

21. — Poids, 2 kil. 585. Nouvelle injection faite du côté droit. A deux reprises, sans retirer l'aiguille, mais en faisant varier sa direction, on injecte 0,02 centig. de sublimé. Il y a eu une goutte de sang.

22. — Poids, 2 k. 583. On injecte 0,01 centig. de sublimé dans le poumon droit. Il n'y a pas de trace de sang. L'animal ne paraît pas avoir souffert beaucoup ; du reste, la descente du piston a été effectuée très-lentement.

23. — L'animal a eu de la diarrhée ; selles abondantes sous le ventre ; on le laisse tranquille.

24. — Il est décrotté.

25. — Il est de nouveau très-sale ; les pattes et le bas-ventre sont couvertes de selles diarrhéiques. Mange peu et ne pèse plus que 2 k. 100.

Mort dans la nuit du 25 au 26.

Ce lapin a donc reçu en quatre jours 0,031 millig. de sublimé.

AUTOPSIE.— *Tissu sous-cutané.*— Vascularisation légère au niveau de la piqûre. Au niveau des muscles qui recouvrent la paroi thoracique, ecchymose due sans doute à la blessure d'une petite veinule. L'aiguille a pénétré à travers le deuxième espace intercostal et n'a laissé qu'une trace à peine appréciable. Tout le poumon droit est rouge, congestionné, offre par places un aspect noirâtre analogue à celui des foyers d'apoplexie pulmonaire. Ces lésions sont moins accentuées dans le lobe inférieur, bien différent de celui du côté opposé, qui est blanc rosé. Des fragments projetés sur l'eau remontent vers la surface, mais ne surnagent pas complétement.

L'*intestin* et l'*estomac* ne présentent pas extérieurement de lésions bien marquées. Dans l'intestin, on voit dans différents points une couleur un peu rouge et de légères saillies sur les muqueuses.

Les *reins* sont volumineux, un peu pâles ; à l'œil nu, n'offrent rien de particulier.

Une partie du *poumon*, examinée au microscope par M. Masmejean, a donné les résultats suivants : Les alvéoles sont déformés et on distingue à peine leur paroi. Les cellules qui les tapissent ont proliféré et sont tombées dans leur cavité. En même temps, il y a dans cette cavité épanchement d'un grand nombre de globules blancs et de quelques globules rouges. Les vaisseaux sont gorgés de sang, et on trouve par place des points hémorrhagiques.

Expérience XIII

Lapin adulte. Poids avant l'expérience, 1 k. 880.

20 avril. — Reçoit dans le poumon gauche 1 c. c. d'une solution de sublimé au 1/1000. Ne manifeste immédiatement aucune douleur.

21. — On injecte 0,002 millig. de sublimé.

22. — Reçoit une injection contenant 0,005 millig. de sublimé. Ne présente aucun phénomène particulier.

23. — On injecte en trois fois 2 c. c. et demi d'une solution de sublimé ; en tout, l'animal reçoit 0,005 millig. de sublimé.

25. — Mange un peu moins; n'a cependant pas de diarrhée. Rien de particulier sur les gencives. Poids, 1 k. 720. On fait une injection de 2 c. c. de solution, c'est-à-dire de 0,002 millig. de sublimé. A midi, l'animal est sale et a uriné assez abondamment dans sa cage. Il a perdu 168 gr. de son poids et a de la diarrhée. Depuis ce moment, on le laisse tranquille.

Ce lapin a donc reçu 0,014 millig. de sublimé en six jours.

Expérience XIV

Cobaye mâle, deux mois. Poids avant l'expérience, 255 gr.

20 avril. — Injection de 1 c. c. d'une solution au 1/1000. Douleur. Peu après l'injection, l'animal tousse et se plaint; il fait des mouvements analogues à ceux de la nausée et de la régurgitation. Au bout de quelques minutes, apparaît du mucus bronchique, aéré, assez abondant. Cet état dure environ trois quarts d'heure, puis se calme. Il meurt dans la soirée, en présentant des phénomènes d'asphyxie.

AUTOPSIE. — Rien de bien particulier dans le *poumon*.

Cœur gorgé de sang.

Mucosités aérées dans la *trachée,* sans qu'elles semblent suffisantes pour expliquer la mort par le poumon. On ne trouve dans le poumon, ni sur la paroi costale ou la plèvre, aucune trace de l'injection ; il y a un peu de liquide dans les plèvres.

Le cobaye a reçu 0,001 millig. de sublimé.

Expérience XV

Cobaye femelle. — Age, deux mois environ. — Poids, 265 grammes

23 avril. — Reçoit, dans le poumon droit, une injection de 1 c. c. contenant 0,0005 dix-milligrammes de sublimé et de 0,001 milligr. de sel marin. Vive douleur pendant l'injection. Fait effort pour s'échapper; on est obligé de le maintenir. A la suite de ces efforts, un peu de sang spumeux regorge à travers la canule.

25. — N'offre pas un aussi bon aspect qu'avant l'injection. Paraît malade; le poil est hérissé. Poids, 260 grammes. N'est pas sale et ne paraît pas avoir eu de diarrhée. Rien à noter non plus de spécial du côté des gencives.

Reçoit, dans le poumon droit, une nouvelle dose de 0,001 milligr. de sublimé.

16. — Paraît aller mieux. Ne reçoit pas de nouvelle injection; est laissé tranquille. La quantité totale dé sublimé injectée a été de 0,0015.

4 mai.— Poids, 210 gr. Reçoit, ce jour-là, une injection de 1 c. c. vaseline pure médicinale. Meurt le 12 mai.

Expérience XVI

Cobaye femelle. Poids, avant l'expérience, 290 grammes

23 avril. — Reçoit 0,001 milligramme de sublimé dans le poumon droit. Douleur vive au moment même.

25. — Il a perdu 20 grammes de son poids. On lui injecte une nouvelle dose de 0,001 milligramme.

Il meurt le 26 avril.

Autopsie (Poids, 218 gr.). — *Poumon droit.*— Les deux lobes supérieur et moyen présentent une coloration rouge noir; le lobe inférieur est violacé dans toute son étendue et tranche notablement avec la couleur du côté opposé. Des fragments du lobe moyen, détachés de la partie où il est noir et comme carnifié, vont au fond de l'eau.

L'estomac présente des vascularisations rouges ecchymotiques.

Le *cœcum* et la partie voisine du point où l'intestin grêle débouche dans le gros intestin sont rouges et violacés, ecchymotiques en un point; on remarque une ulcération avec un petit caillot.

On voit dans la premier espace, en arrière, près du bord supérieur de la deuxième côte, le point par où a pénétré l'aiguille. Un exsudat sanguin peu abondant existe entre les muscles et la paroi costale.

Expérience XVII

Chien n° 5. — Poids avant l'expérience: 7 kil.

22 avril. — Reçoit 1 c. c. d'une solution de sublimé à 1/100 dans le poumon droit. La ponction est faite entre l'omoplate et le rachis. Douleur assez vive au moment même; il est même nécessaire de recommencer dans un point voisin. L'injection est poussée assez vite. Rien de particulier immédiatement après l'injection : se couche dans un coin et y reste blotti toute l'après-midi, sans paraître souffrir; a uriné deux fois assez abondamment.

Les jours suivants, rien de particulier.

Ce chien a reçu en un jour 0,01 centigr. de sublimé.

Expérience XVIII

Chien n° 6. — Poids avant l'expérience: 15 kil.

23 avril. — Reçoit en deux fois, à quelques secondes d'intervalle, 0,015 mill. de sublimé dans le poumon droit. Rien de particulier.

25. — Ne présente ni diarrhée, ni salivation; les gencives sont dans le même état que d'habitude. On injecte en deux fois 0,02 cent. de sublimé, à peu près dans la même région, mais un peu en arrière. Les deux injections ont été douloureuses.

Dans la soirée, le chien se plaint, mais se tait quand on le caresse. Pendant quelques jours, il continue à être malade.

Ce chien a reçu en deux jours 0,035 milligr. de sublimé.

TROISIÈME PARTIE

CONSIDÉRATIONS CLINIQUES

MANUEL OPÉRATOIRE — ACCIDENTS — AVANTAGES
INDICATIONS

Dans cette troisième partie de mon étude, m'inspirant de la façon d'opérer des différents auteurs qui ont essayé ces injections intra-parenchymateuses, et des résultats qu'ils en ont obtenus, je vais m'efforcer d'en exposer aussi nettement que possible le manuel opératoire, d'en signaler les inconvénients, d'en examiner les avantages, et d'en retirer quelques renseignements légitimes sur leur valeur curative dans la tuberculose et la pneumonie.

« N'opérer jamais qu'avec l'antisepsie la plus rigoureuse », telle est la première règle de laquelle il importe de ne jamais se départir.

Dans ce but on fera, sur la région du thorax où doit porter la ponction, une première lotion au savon, qui sera suivie d'une seconde lotion faite avec un liquide antiseptique ; de telle sorte que l'extrémité de l'aiguille ne puisse entraîner avec elle aucun agent d'infection. Cette aiguille elle-même sera soigneusement aseptisée ; avant et après chaque injection, elle sera présentée à la flamme d'une lampe à alcool et plongée ensuite dans de la glycérine ou de la vaseline phéniquées.

La solution à injecter sera portée à une température voisine de 37°. Cette précaution, signalée par Gouguenheim, permettra, je pense, d'éviter souvent ces quintes de toux si pénibles, qui ont été observées à la suite de l'injection. Nul doute qu'elles ne soient dues en grande partie à l'impression douloureuse exercée par la pénétration dans une bronche d'un liquide à une basse température. On se gardera de pousser l'injection avec trop de violence ; il convient, au contraire, d'apporter dans cette opération la plus grande lenteur, afin d'éviter le plus possible la rupture de capillaires et la production d'hémorrhagies dans le parenchyme pulmonaire.

Le choix de la seringue à injection dépendra de la maladie que l'on se propose de combattre.

Dans le traitement de la pneumonie, R. Lépine se sert d'une grosse seringue de Pravaz, à laquelle est adaptée l'aiguille n° 1 de l'aspirateur de Dieulafoy. Dans un premier temps, il enfonce l'aiguille à deux ou trois centimètres de profondeur dans le poumon, au niveau de la partie hépatisée. Il adapte ensuite la seringue à la canule, et fait une première injection de 20 c. c. environ, dans des directions différentes ; il suffit pour cela de retirer un peu l'aiguille et de la faire pénétrer dans une autre partie du poumon, en l'inclinant dans une direction convenable. Après avoir ainsi fait une première injection, il retire complétement la canule et opère de la même façon dans un autre espace intercostal, s'efforçant de circonscrire la partie hépatisée à l'aide de trois ou quatre injections.

La quantité de liquide ainsi injecté dans une seule séance s'élève environ à 60 c. c. R. Lépine a même atteint la quantité véritablement considérable de 100 c. c., et cela, dit-il, sans aucun inconvénient pour le malade. Toutefois, j'estime qu'il est prudent d'éviter d'atteindre un semblable chiffre.

Dans le traitement de la tuberculose, le procédé n'est plus le même. La petite seringue de Pravaz suffit le plus souvent, et la quantité de liquide injecté ne dépasse pas 1 c. c. Les injections répétées pendant longtemps sont à peine séparées par quelques jours d'intervalle, et même Gouguenheim les a faites presque quotidiennement durant trente et quarante jours.

Cette fréquence ne lui a jamais occasionné le moindre accident, et il a pu faire les ponctions très-rapprochées l'une de l'autre, sans qu'il en résultât le moindre inconvénient.

Pour agir sans danger, il convient de déterminer les régions où les poumons sont le plus accessibles à l'opérateur.

Tout d'abord, il importe de faire la ponction le plus loin possible du pédicule pulmonaire, en se dirigeant de préférence vers la périphérie de l'organe.

En avant et des deux côtés, la ponction peut être faite sans inconvénient dans le premier et le second espace intercostal. Ce sont là les points où l'on aura le plus souvent à agir, les lésions de la tuberculose se localisant le plus généralement aux sommets. Pour atteindre plus sûrement ceux-ci, on dirigera l'aiguille en haut et en dehors. La ponction doit être faite de préférence à la partie médiane de l'espace intercostal. On évitera de la sorte et les vaisseaux mammaires qui longent le sternum, et les axillaires qui se dirigent obliquement du milieu de la clavicule vers la racine du membre supérieur.

On aura soin d'éviter les veines sous-cutanées, dont la blessure peut donner lieu à des ecchymoses plus ou moins étendues, et, comme l'écartement costal peut faciliter cette manœuvre, il est bon de faire la ponction au moment d'une forte inspiration.

On peut encore agir à travers les troisième, quatrième et cinquième espaces à gauche ; mais l'épaisseur de la paroi musculaire qui les recouvre exigera l'emploi d'une aiguille plus longue et plus résistante.

Inutile de dire que la région précordiale doit être scrupuleusement respectée.

La ligne axillaire présente un accès favorable, à cause de la minceur de ses parois; on peut donc l'aborder aisément et sans danger. On aura la précaution, pour écarter les vaisseaux, de placer le bras dans une position horizontale.

En arrière, le point le plus favorable est situé au-dessous de la pointe du scapulum.

Tel est le manuel opératoire qu'il convient de suivre, si l'on veut éviter tout accident grave, dans l'application des injections intrapulmonaires.

Toutefois il ne sera pas toujours facile d'éviter certains inconvénients, malgré tout le soin que l'on apportera à bien faire l'opération.

Le premier de tous, celui qui a été le plus souvent signalé par les cliniciens, est une douleur assez fréquente, parfois très-vive, pouvant s'irradier vers le cou et le long du bras, et présenter une durée qui peut atteindre vingt-quatre heures. Et cependant elle est loin d'être constante, et Gouguenheim prétend ne l'avoir vue se produire que rarement chez quelques sujets pusillanimes. D'ailleurs, il est au pouvoir du médecin de l'éviter le plus souvent ; il lui suffira de faire au préalable une injection sous-cutanée de morphine.

La toux est encore un accident qui se produit quelquefois, sans fréquence cependant, et qui paraît être due à la pénétration de la solution médicamenteuse dans les bronches. A côté de cette action de corps étranger, on peut, je crois, faire intervenir un second facteur : la température trop basse de cette même solution, qui peut par ce fait provoquer une sensation douloureuse plus accentuée et produire ces violentes quintes de toux qui ont été plusieurs fois constatées. Afin de les éviter le plus possible, on aura soin de porter la température du liquide à 37° environ, et de recommander au malade de garder le silence pendant un certain temps après la ponction.

On n'a jamais signalé d'hémoptysies graves, et cet accident, quand il existe, se réduit à quelques crachats hémoptoïques qui disparaissent rapidement.

Une seule fois, Beverley a observé une syncope, fait qui paraît ne s'être jamais reproduit.

L'emphysème sous-cutané, localisé, s'est présenté plusieurs fois. Beverley le signale ; Truc et Lépine l'ont vu se produire quatre fois. Ces mêmes observateurs ont noté une élévation de température ; et deux des malades de Truc et Lépine ont présenté, le premier, la pupille plus dilatée, et, le second, le membre supérieur plus chaud du côté de l'injection que du côté opposé.

A côté de ces inconvénients, qui n'empêchent nullement l'opération d'être par elle-même tout à fait innocente. P. Auber en reproche à cette méthode un autre plus sérieux. « Le procédé opératoire, dit-il, a l'inévitable défaut d'aller à l'aveugle, parce que, si l'on tombe le plus souvent juste dans la caverne, quelquefois la pointe de l'aiguille Pravaz prend une mauvaise direction et s'enfonce dans le tissu péricaverneux. » Un diagnostic certain de la topographie exacte de la caverne pulmonaire sera le plus sûr moyen d'éviter ce défaut. Ce diagnostic sera d'ailleurs favorisé par la ponction elle-même, qui rend exactement compte du siége, de l'étendue et de l'intensité des lésions pulmonaires, ainsi que l'ont noté Lépine et Truc.

Après avoir passé en revue les divers inconvénients des injections intraparenchymateuses, il convient de voir si ces inconvénients sont suffisamment compensés par les avantages qu'on en a retirés. A ce point de vue, les auteurs sont loin d'être unanimes. Quelques-uns se refusent à leur accorder la moindre action efficace. « Loin d'obtenir, dit Auber, l'amélioration désirée, j'ai vu progresser l'affection avec une rapidité effrayante. » Sokolowski n'a jamais vu que ce mode de traitement exerçât la moindre influence ni sur le processus local, ni sur l'état général des sujets. Fraenkel, lui aussi, n'a eu qu'un résultat négatif. D'autres, au contraire, en auraient retiré des effets plus favorables. « Voici, dit Gouguenheim, les résultats remarquables de ces injections : Dans le plus grand nombre des cas, même quand l'état général ne s'améliorait pas, nous avons observé un amendement notable des signes fournis par l'auscultation ; cet amendement était quelquefois rapide, et dès le lendemain il n'était pas rare de voir les gargouillements et les craquements diminuer notablement, ainsi que l'expectoration ; toutefois il est juste de dire que le rapport entre l'amélioration locale et la quantité de l'expectoration n'était pas toujours constant, les injections ne modifiant qu'une partie trop restreinte de l'organe pour amener une diminution sérieuse de l'expectoration. Il était nécessaire, du reste, de ne pas discontinuer trop longtemps le traitement, en raison de la facilité avec laquelle se reproduisaient les signes révélateurs de la présence de mucosités et de crachats abondants. »

Malheureusement, dans la communication de Gouguenheim, on ne voit pas d'une façon bien certaine que l'amélioration qu'il signale doive être uniquement attribuée aux injections intrapulmonaires. Dans les lignes qu'il a publiées, on lit, en effet, le passage suivant : « Inutile de dire que, chez tous nos malades, nous avons employé une médication interne ne différant en rien de celle à laquelle on a recours en pareil cas, et que nous croyons inutile de développer dans ce mémoire. » Ce fait, digne de remarque, est propre à faire naître des doutes sur la valeur curative qu'il attribue aux injections intrapulmonaires. Car les résultats si remarquables qu'il semble avoir retirés de ces injections sont peut-être dus, en grande partie, à cette médication interne qu'il a en même temps employée.

Cependant, il faut remarquer que la plupart des auteurs ont, avant Gouguenheim, signalé cette amélioration symptomatique. Pepper, Beverley, Shingleton Smith, ont, en effet, constaté la diminution de la toux, de la dyspnée, de l'expectoration. « Immédiatement après l'opération, dit Truc, la sonorité se modifie ; elle diminue quelquefois et augmente souvent. Les râles sous-crépitants préexistants disparaissent habituellement et font place à du silence respiratoire. »

A côté de ces avantages attribués à ces injections dans le traitement de la tuberculose, R. Lépine dit avoir obtenu chez ses pneumoniques une défervescence précoce de la température.

Il se produit donc une amélioration des symptômes ; mais elle n'est le plus souvent que passagère, et, « au bout de quelques jours, les phénomènes plessimétriques et stéthoscopiques redeviennent sensiblement les mêmes qu'avant les injections (1). » Toutefois, quelque passagère qu'elle puisse être, cette amélioration n'en est pas moins désirable et digne d'être recherchée ; malheureusement elle ne se produit pas toujours, et il y a des cas dans lesquels on ne peut obtenir aucun soulagement. Gouguenheim lui-même, dans les trente-trois cas qu'il observés, n'en a eu que vingt et un dont les résultats fussent fran-

(1) Truc, thèse de Lyon, 1885, p. 148.

chement favorables ; « et, chez sept de ses malades, parmi les douze autres cas, les injections n'ont jamais pu modifier les signes physiques ; chez trois autres, l'amendement des signes physiques avait été très rapide ; malheureusement, l'état général était si mauvais, que le traitement a été sans efficacité, sauf chez un seul, qu'une diarrhée incoercible a emporté au moment où les forces se relevaient assez visiblement. »

Serait-il possible de déterminer la cause de cet échec relatif des injections intraparenchymateuses ? De prime abord, il semble que le succès de ce mode de traitement aurait dû être plus brillant, puisque son but est d'aller porter le remède à la source même du mal ; et le principal désidératum, dans ce cas, était d'atteindre tous les microbes. Mais je crois qu'à ce désidératum il convient d'en ajouter un autre non moins important. Il ne suffit pas, en effet, pour en obtenir la guérison, d'injecter dans une caverne tuberculeuse un antiseptique quelconque ; il faut de plus que cet antiseptique ait une action destructive certaine sur le bacille de la tuberculose, sans toutefois qu'il exerce cette même action destructive sur le parenchyme pulmonaire. Or nous ne connaissons que trop la résistance vraiment extraordinaire de ce bacille aux agents antiseptiques ; et, parmi ceux que l'on a employés, en est-il un qui possède une action suffisamment puissante ?

Pour ne parler que du sublimé, dont la haute valeur antiseptique est généralement reconnue, que voyons-nous ? Les auteurs qui l'ont expérimenté donnent comme suffisantes les quantités les plus diamétralement opposées.

Pour Miquel, une solution à 1/14,000 suffirait pour s'opposer à la putréfaction.

Marcus et Pinet sont beaucoup moins exigeants et parlent d'une solution à 1/25,000.

Mais Pilatte (1), dans une série d'expériences, se croit autorisé à resserrer un peu ces larges limites. Il dit qu'une solution à 1/9,000

(1) Thèse de Montpellier, 1885.

peut suffire à empêcher le bacille de se développer; qu'une solution
à 1/8,000 l'en empêche à coup sûr, et qu'une solution à 1/10,000
n'est plus suffisante. D'un autre côté, cette solution à 1/8,000, qui
empêche le développement du bacille, ne peut en détruire la viru-
lence; il faut pour cela que la concentration atteigne 1/6,000.

Si les conclusions de Pilatte sont absolument exactes, Gouguenheim,
en se servant de solutions à 1/2,000, 1/1,000, 1/500, se serait placé
dans les meilleures conditions de succès.

Mais, à côté de cette expérimentation de Pilatte, se place celle d'Hippolyte Martin, qui veut qu'à la dose de 1 pour 1,000, le sublimé soit
sans action sur le bacille tuberculeux. L'opinion de Vallin se rappro-
che de celle d'Hippolyte Martin. Vallin, en effet, dit que le sublimé à
dose de 1/1,000 serait efficace, mais ne le serait plus à 1/2,000.

Ces données expérimentales de l'action que le sublimé exerce, *in
vitro*, sur le bacille tuberculeux, expliqueraient en partie les succès,
relativement les plus favorables de tous, obtenus par Gouguenheim,
qui a surtout employé une solution de sublimé à 1/1000. S'expliqueraient aussi par ces données les résultats négatifs que la solution de
sublimé à 1/5,000 a donnés à P. Auber (de Madrid).

Je crois donc trouver dans cette résistance extraordinaire du bacille
aux agents antiseptiques la raison de l'insuccès relatif des injections
intrapulmonaires. Il est véritablement à craindre qu'il ne faille, pour
détruire ce redoutable microbe, employer des substances qui détrui-
sent en même temps les tissus vivants qui le supportent.

Quoi qu'il en soit, puisque l'agent antiseptique qui détruira à coup
sûr le bacille, sans anéantir en même temps les tissus vivants sur lesquels il s'est développé, est encore à trouver, je crois qu'il rentre dans
le cadre de cette étude de dire quelques mots des conditions dans lesquelles les injections intraparenchymateuses, telles qu'elles ont été
pratiquées, me paraissent devoir donner les meilleurs résultats.

Et, puisque je fais l'histoire complète de ces injections appliquées
comme traitement, non-seulement de la tuberculose, mais encore de
la pneumonie, je dois envisager ce sujet à ce double point de vue.

Et, tout d'abord, voyons à quelle phase de la tuberculose elles semblent devoir tout particulièrement réussir. Sera-ce dans la simple infiltration des sommets? Je ne le crois pas, et cela parce qu'ici, plus que dans tout autre cas, s'applique au manuel opératoire le grave défaut que lui a reproché P. Auber, d'aller à l'aveugle. On conçoit, en effet, toute la difficulté que présente dans ce cas le diagnostic exact de la topographie de la lésion, condition nécessaire cependant pour concevoir la légitime espérance de porter le remède là où siège véritablement le mal et de ne pas s'égarer à pousser l'injection à côté de lui dans le tissu sain, ajoutant ainsi à la lésion existante la lésion tout artificielle, que nous avons vue se produire d'une façon constante dans le poumon sain des animaux. De plus, comme le dit Truc (1) :

« Il est probable que la diffusion du liquide injecté se produit aisément dans le parenchyme sain ou presque sain, et avec difficulté dans les conditions opposées. L'action irritante est en rapport direct avec cette diffusion : la réaction inflammatoire, la douleur, la fièvre, etc., seront donc plus développées dans la tuberculose au début que dans les périodes ultérieures. »

L'existence d'une caverne parfaitement diagnostiquée; sa situation dans le poumon déterminée aussi exactement que possible ; cette caverne constituant à elle seule toute lésion : telles sont les conditions de succès qui me paraissent être les plus favorables. L'antiseptique a des chances bien grandes alors d'être mis en contact immédiat avec l'élément qu'il est destiné à combattre, et de pouvoir exercer ainsi contre lui son action tout entière. L'injection faite dans la caverne ne produira plus alors ces lésions que nous avons constatées dans le parenchyme sain. Ce fait me paraît expliquer cette absence complète de lésions appréciables, signalées par Gouguenheim dans les autopsies qu'il a faites.

Je suis donc porté à croire que ces injections doivent plus particu -

(1) Thèse de doctorat, p. 149.

lièrement réussir dans le cas de cavernes pulmonaires. Toutefois, même alors, il convient de faire certaines réserves. Si l'existence d'une caverne unique, superficielle, bien limitée, me paraît surtout favorable, il n'en est plus de même quand il s'agit d'une excavation à parois anfractueuses, à ramifications multiples et plus ou moins profondes, résultant de la communication entre elles de plusieurs petites cavernes. Quelle chance peut-on avoir alors d'atteindre le bacille dans tous ses foyers de développement? Si l'on réussit à l'atteindre dans quelques-uns de ses foyers, non loin de là il pourra continuer à se développer impunément. A cette action nécessairement limitée de l'antiseptique est peut-être due cette amélioration, trop souvent passagère, signalée par la plupart des cliniciens.

L'existence de lésions encore plus avancées offre par suite des chances de succès de moins en moins grandes. Cependant je ne juge pas les injections complétement inutiles, même dans ce dernier cas. Quelque éphémère qu'elle soit, l'amélioration obtenue n'est cependant pas à dédaigner. C'est encore remplir un but humanitaire que de soulager les souffrances d'un moribond et de l'aider en quelque sorte à mourir.

En somme, les meilleures conditions de succès des injections intrapulmonaires dans la tuberculose me paraissent être présentées par une caverne unique, dont la topographie a été exactement diagnostiquée. Mais ici surgit la difficulté parfois insurmontable de ce diagnostic certain. Constater l'existence d'une caverne est encore chose assez aisée; mais il y a parfois à accomplir de véritables prodiges d'auscultation et de percussion, quand il s'agit d'en déterminer et sa forme et sa situation dans le poumon. Cet écueil, je pense, constituera toujours un sérieux obstacle à l'application de ce mode de traitement.

Ainsi donc, dans la tuberculose, ces injections me paraissent avoir des indications restreintes; il en est de même dans la pneumonie. Des expériences de R. Lépine ressort ce fait important: « Peu de temps après l'injection ou le lendemain, on constate un grand amendement de l'état général et notamment une défervescence précoce (1).»

(1) *Revue de médecine,* décembre 1885.

Cette défervescence est elle-même quelquefois précédée d'une exacerbation passagère de la température, fait que l'auteur qualifie de *procrise artificielle*. Mais l'influence de ces injections, si marquée sur la température, s'exerce d'une façon moins nette sur la généralité des symptômes.

Les signes physiques de la pneumonie ne subissent parfois aucune amélioration, et la résolution est toujours séparée de la défervescence et du début de la convalescence par un intervalle de plusieurs jours Cette résolution semblerait même s'opérer plus lentement que d'ordinaire, fait qui ressort nettement de l'observation clinique rapportée *in extenso* dans l'historique. Chez le malade dont il s'agit, nul doute que la mauvaise constitution du sujet ne soit la cause principale de cette lenteur de la résolution. Mais ne sommes-nous pas en droit de croire que l'injection elle-même y a contribué en partie?

R. Lépine, en effet, a constaté lui-même expérimentalement que l'injection d'une solution d'iodure de sodium au vingtième, dans le poumon sain, produit un noyau hémorrhagique. Or, chez ce malade, il fait une injection de 60 c. c. d'une solution à 1/15. Celle-ci a dû provoquer, dans la partie hépatisée, ce même noyau hémorrhagique constaté chez le chien, et cet accident peut avoir contribué, lui aussi, à rendre la résolution plus traînante. Toutefois ce serait un immense service à rendre à un malade, chez qui l'élévation thermique constitue par elle-même un danger immédiat, que de juguler par ces injections ce symptôme alarmant, dût-on même arriver à ce résultat au prix d'une résolution plus lente.

Je crois donc que, dans la pneumonie, les injections intrapulmonaires sont justifiées dans le cas où l'élévation thermique fait par elle-même indication.

Telles sont les données cliniques qui me paraissent ressortir des faits publiés sur les injections pulmonaires intraparenchymateuses.

En me résumant, je dirai que:

« Si les injections pulmonaires intraparenchymateuses n'ont donné jusqu'à ce jour que peu de résultats dans le traitement de la tuberculose, en revanche elles n'exercent aucune influence fâcheuse sur l'évolution de la maladie.

» L'insuccès relatif des injections pulmonaires intraparenchymateuses tient, je crois, à ce qu'on n'a pas encore un agent antiseptique qui, tout en étant bien toléré par le poumon, puisse avoir sur le bacille tuberculeux une action destructive certaine.

» Ces injections semblent avoir mieux réussi dans la pneumonie.

» Les injections de bichlorure de mercure à la dose de 1/1000, qui paraissent avoir donné les meilleurs résultats, sont bien tolérées par le poumon du chien, moins bien par celui du lapin. Je n'ai constaté, chez ces animaux, que des lésions mécaniques (rupture de capillaires et d'alvéoles). Chez le cobaye, ces mêmes lésions s'accompagnent d'une réaction inflammatoire, qui présente le caractère de la pneumonie catarrhale et fibrineuse, et qui s'est manifestée même après l'injection à 1/5000.

» Dans la tuberculose, les cavernes à parois peu anfractueuses, dont la topographie dans le poumon a été exactement diagnostiquée, me paraissent offrir les meilleures chances de succès.

» Dans la pneumonie, les injections pulmonaires intraparenchymateuses me paraissent justifiées quand l'élévation de la température fait par elle-même indication. »

INDEX BIBLIOGRAPHIQUE

Revue des sciences médicales.

Revue de médecine, décembre 1885.

Comptes rendus de l'Institut, août 1885.

Société médicale des hôpitaux, janvier 1886.

Semaine médicale, années 1886-1887.

Lyon médical, année 1885-1886.

Deutsche med. Woch., 1882.

Berlin, klin. Woch., 1883.

New-York med. Journal, 1885.

New-York Acad. of med., 1886.

Brit. med. Journal, 1885.

Truc, thèse de Lyon, 1885.

Pilatte, thèse de Montpellier, 1885.

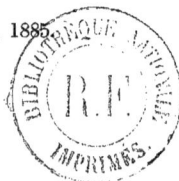